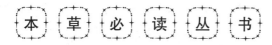

本 草 问 答

蜀天彭唐宗海容川　著

受业登州张士骧伯龙恭

陆　拯　校点

中国中医药出版社

·北京·

图书在版编目（CIP）数据

本草问答/唐容川著．—北京：中国中医药出版社，2013.1

（2021.6 重印）

（本草必读丛书）

ISBN 978 - 7 - 5132 - 0780 - 5

Ⅰ. ①本… Ⅱ. ①唐 Ⅲ. ①本草 - 问题解答 Ⅳ. ①R281 - 44

中国版本图书馆 CIP 数据核字（2012）第 019327 号

中国中医药出版社出版

北京经济技术开发区科创十三街 31 号院二区 8 号楼

邮政编码 100176

传真 010 64405721

廊坊市祥丰印刷有限公司印刷

各地新华书店经销

*

开本 880×1230 1/32 印张 3.125 字数 48 千字

2013 年 1 月第 1 版 2021 年 6 月第 7 次印刷

书号 ISBN 978 - 7 - 5132 - 0780 - 5

*

定价 15.00 元

网址 www.cptcm.com

如有印装质量问题请与本社出版部调换（010-64405510）

版权专有 侵权必究

社长热线 010 64405720

购书热线 010 64065415 010 64065413

微信服务号 zgzyycbs

书店网址 csln.net/qksd/

官方微博 http://e.weibo.com/cptcm

淘宝天猫网址 http://zgzyycbs.tmall.com

前　言

"用药如用兵"，非是虚夸，故徐大椿设论用药当与否的重要性。医之用药，犹如将之用兵，善用药者，必先广读诸家本草，再而临床实践应用，反复观察验证，方能真知药性，灼见药效。中药之名，古称本草，始见于西汉，明确于《神农本草经》。中药是中医学中的半壁天地，缺药不成医，无医不为药，医药从不分离，尤其是临证实效，必须依靠药物的作用。所以历代名医对本草十分重视，无不研究，并积累了极其丰富的经验。

中药之书籍，由于时代先后之不同，作者认识体会之差异，故其内容不尽相同是一，有同中小异，有异中大别，有传承转录，有独特见解，有特殊经验等。若单纯阅读中药学讲义，是显然不够全面，只知现代的而不知古代的，岂能了解古之药学精华。因此必须学有渊源，阅读历代优秀本草著作。但本草之书众多，除《神农本草经》外，目前多数读者喜爱《本草纲目》《本草纲目拾遗》诸书，或者偏爱某一种本草。为了使读者更多了解优良本草，有益于临床实际应用和提高药学理论，故编纂《本草必读丛书》遴选以下 10 种重要本草。其一，《重修政和经史证类备用本草》（简称《重修政和本草》），由《经史证类备急本草》（简称《证类本草》）发展而来。《证类本草》为宋·唐慎微所撰，后经多次校定增补，其名亦随之增多，如《大观本草》《政和本草》等。该书为宋代以前最完备的本草著作，因此李时珍评说："使诸家本草及各药单方，垂之千古，不致沦没者，皆其功也。"《本草纲目》编撰时故以本书为蓝本。但《本草纲目》对前代本草进行分割脔切，使前代本草原貌模糊不清。《本草纲目》虽名胜于此书，而文献价值远远不及此书。其二，《汤液本草》，为元·王好古所撰。该书为金元时期的药理学说的代表之作，重点突出易水学派的学术见解，以实用为宗旨，故《四库全书提要》说："好古此书所列，皆从名医试验而来，虽为数不多，而条例分明，简而有要，亦可适于实用之书矣。"其三，《本草蒙筌》，为明·陈嘉谟所撰。该书是继《大观本草》之后，《本草纲目》之前的一部虽名曰蒙启之作，实为重要的本草专著。每药论述条理清楚，尤以作者按语，对药物之鉴别、炮制、应用有较详细的辨析，多有独到之处。其四，《滇南本草》，为云南地方本草之专著，原题明·兰茂所撰。该书是我国现存内容最丰富的古代地方本草，乡土气息十分浓郁。云南少数民族众多，民族药物亦众，书中糅合汉药理论和民族药之经验，内容颇为宝贵。其五，《本草品汇精要》，为明代官修本草，由太医院刘文泰等编撰。其重点将《政和本草》重加分类，提要解说，虽无创新发展，但简切不繁，一目可了然。后刘因医疗事故获罪，虽免死而遣戍，然该书则存内府，至1937年始排印行世，后又少见重排重印。其六《药品化义》，明·贾所学原撰，李延昰补正。该书最突出的特点，提出了"药母"，作为归纳药学理论的要素"订为规范"。药母可概括八法，即体、色、气、味、形、性、能、力，而八法之内，又有具体详尽内容，有总论有分论，说理清晰，是一部不可多得的药学理论联系实际的专著。其七，《本草从新》，为清·吴洛仪所撰。作者鉴于《本草备要》著者"不临证而专信前人，难采诸说"，故重加修订，增之超半，是一部较为实用的本草著作。其八，《本经疏证》，为清·邹澍所撰。此书重点以分析《伤寒论》《金匮要略》等书用药理论，进行注疏《神农本草经》《名医别录》，所释不牵强附会，客观对待，故谢观评说："此书与缪氏书均最为精博。"其九，《本草思辨录》为清·周岩所撰。该书重点以《伤寒论》《金匮要略》立方之义，探讨128种药物的功用，并对李时珍、刘若金、邹润安、陈念祖等医药家所述某些药性持不同看法，每有独到见解。其十，《本草问答》，为清·唐宗海所撰。该书是唐氏与学生张士骧就中药学的某些理论进行以问答形式的讨论，颇具启发。

本丛书重点在于实用，既注重临床应用，权衡法度，又重视学有渊源，了解发展规律，使之掌握历代医药家的用药经验，得以古为今用。此次编校出版，力求底本上乘，校本精良，文通意达者，大都不予冗注赘释，以突出"读本"为宗旨，把握精要，扎实根底。

本丛书是由中国中医药出版社提议和支持而编校出版的，在此深表谢忱。但由于水平有限，缺点错误在所难免，希请读者提出宝贵意见，以便再版时修订。

茗溪医人陆拯

2012 年 10 月 16 日于浙江省中医药研究院

校点说明

　　《本草问答》为清末唐容川所撰。唐氏，名宗海。天彭（今属四川彭县）人，祖籍江西，至明代迁居湖南武田县，清初又迁至四川广汉，再至彭县。少习儒，因父多病，遂学习医学，精研方书。光绪十五年（1889 年）中三甲第三十五名进士，并授礼部主事。唐氏以医名世，尝游京、沪、粤等地，见识广博，倡导中西医汇通，意在以西医的观点论证中医理论，是中西医汇通学派的早期代表人物之一。其著述颇多，除本书外，尚有《中西汇通医经精义》、《血证论》、《伤寒论浅注补正》、《金匮要略浅注补正》、《医学见能》、《医易通说》、《痢证三字诀》等，对后世均有较大的影响。

　　本书凡二卷，系唐氏游广东时，与门人张士骧（字伯龙）问答而成，全书设问答近六十条。针对中医药理中的某些共性问题或某一类药物发问，重在理论探讨。在西学东渐日盛之时，作者采用传统的阴阳五行、形色气味、取类比象等学说来阐释中药药理。他认为中西医互有优劣，神农尝药"即试验也"，比西医药理的试验要早。唐氏有时也将中西药进行比较，但由于他对西洋医药了解得不够深入，故而这种比较缺乏说服力。该书所论范围，大致包括辨药之法、反畏、炮制、升降、产地、引经等，也涉及人体解剖生理等内容。张士骧虽是一名提问者，但从提问内容来看，他对中药有关问题研究有素，观察入微。他针对某些共性的问题发问，并指出中医药性理论的不完善处。从某种意义来看，该书是一部中医药理专著。

此次点校以光绪二十年（1894 年）申江裒海山房石印《中西汇通医书五种》本为底本，以光绪三十四年（1908 年）上海千顷堂书局石印《中西汇通医书五种》本、1935 年秦伯未等重校本为校本，保持原貌，不任意改删。此书出版后，又收到了武平先生有益的建议，在此深表谢意。

叙

余自去冬游于粤省，得遇张君伯龙，天姿英敏，文史淹通，留心世故而不习举业，真达人也。其父墨园曾应张香帅保荐循吏，政治劳心每生疾疢。伯龙以人子须知医，寝馈方书于今。七年前春其父偶感时证，病象危险，群医无策，伯龙极力救治，顿获安全。国手之名，一时腾噪，乃益留心医理。与余邂逅便留讲贯，谓余所著中西各种医书于病源治法固已详矣，而独少本草，未免缺然。余曰：吾所论著已寓药性，且本草业经充栋，何烦再赘？伯龙曰：不然，诸家本草扬厉铺张，几于一药能治百病，及遵用之卒不能治，一病者法失之泛也；又或极意求精失于穿凿，故托高远难获实效；且其说与黄炎仲景诸书往往刺谬，若不加辨正，恐古圣之旨不能彰著于天下。近日西医释药，每攻中医适能中中医之弊，而中国医士不能发西人之复，徒使西药流弊，又增甚于中国本草之祸，岂浅鲜哉！甚矣，本草自晋唐以后千歧百出，极于《纲目》，几令人目迷五色；《三家注》力求深奥，转多晦义；徐灵胎冠绝一时，颇合经旨，惜其时无西人之说，未能互证，以注《本经》。今先博通西医，参合黄炎仲景之书以折衷于至当。若不将本草发明，其流弊又谁救哉。虽西国异产及新出药品不能尽行论列，但使揭出大义，举一反三，则据此以求，无论中西各药见于目而尝于口，便可推例以知其性矣。幸毋隐秘不宣，惟先生明以教我。余以伯龙此言甚挚，因与问答而成是书。

时大清光绪十九年岁在癸巳仲春月蜀天彭唐宗海容川叙

目　　录

卷　上

问曰：药者，昆虫土石、草根树皮等物，与人异类，而能治人之病者，何也？

答曰：天地只此阴阳二气，流行而成五运，金木水火土为五运，对待而为六气，风寒湿燥火热是也。人生本天亲地，即秉天地之五运六气以生五脏六腑。凡物虽与人异，然莫不本天地之一气以生，特物得一气之偏，人得天地之全耳。设人身之气偏胜偏衰则生疾病，又借药物一气之偏以调吾身之盛衰，而使归于和平则无病矣。盖假物之阴阳以变化人身之阴阳也，故神农以药治病。

问曰：神农尝药，以天地五运六气配人身五脏六腑，审别性味，以治百病，可谓精且详矣。乃近出西洋医法全凭剖视，谓中国古人未见脏腑，托空配药，不足为凭，然欤否欤？

答曰：不然，西人初创医法，故必剖割，方知脏腑。中国古圣定出五脏六腑诸名目，皎然朗著，何必今日再用剖割之法。当神农时创立医药，或经剖视，或果圣人洞见脏腑，均不必论，然其定出五脏六腑之名目，而实有其物，非亲见脏腑者不能，安得谓古之圣人未曾亲见脏腑耶！《灵枢经》云：五脏六腑可剖而视也。据此经文则知古圣已剖视过来。且西洋剖视，只知层析而不知经脉，只知形迹而不知气化，与中国近医互有优劣，若与古圣《内经》、《本经》较之，则西洋远不及矣。

问曰： 西人谓彼用药全凭试验，中国但分气味以配脏腑未能试验，不如西法试验之为得也，其说然欤？

答曰： 中国经神农尝药，定出形色气味，主治脏腑百病丝毫不差。所谓尝药即试验也，历数圣人之审定，盖已详矣，岂待今日始言试验哉。

问曰： 辨药之法以形色气味分别五行，配合脏腑主治百病，是诚药理之大端矣。而物理相感，又有不在形色气味上论者。譬如琥珀拾芥，磁石引针，阳起石能飞升。蛇畏蜈蚣，蜈蚣畏蟾蜍，蟾蜍畏蛇，相制相畏，均不在形色气味上论，又何故也？

答曰： 此以其性为治者也。夫辨药之形色气味，正以考其性也，果得其性，而形色气味之理已赅。故凡辨药先须辨性。有如磁石，久收化成铁是铁之母也。其引针者，同气相求，子来就母也。以药性论之，石属金而铁属水，磁石秉金水之性，而归于肾。故其主治能从肾中吸肺金之气，以归于根。琥珀乃松脂入地所化。松为阳木，其脂乃阳汁也，性能黏合，久则化为凝吸之性。盖其汁外凝，其阳内敛，擦之使热，则阳气外发，而其体黏；停擦使冷，则阳气内返而其性收吸，故遇芥则能黏吸也。人身之魂阳也，而藏于肝血阴分之中，与琥珀现之阳气，敛藏于阴魄之中，更无以异。是以琥珀有安魂 定魄之功。西洋化学谓磁石、琥珀内有电气，其能吸引者皆是电气发力能收引之也。有阴电有阳电，凡物中含阳电者，遇有阴电之物即吸。含阴电者，遇有阳电之物即吸。若阴电遇阴电之物即相推，阳电遇阳电之物亦相推，其论甚悉。琥珀能拾芥，而不能吸铁；磁石能吸铁，而不能拾芥，以所含之电气不同也。然西人单以气论犹不如中国，兼以质论则其理尤为显然。磁石之质类铁，故以类相从而吸铁；琥珀之质能黏，故以质为用而拾芥。辨药性者所贵体用兼论也。阳起石生于泰山山谷，为云母石之根。其山冬不积雪夏则生云，积阳上升，故或乘火气而上飞，或随日气而升腾也。凡人病阳气下陷，阳物不举者，用以升举阳气，亦以阳助阳之义而已矣。蛇形长是木秉气，行则曲折是秉水气。在辰属巳，在象居北，在星象苍龙。总观于天，知蛇只是水木二气之所生也。蜈蚣生于南方干燥土中，而味大辛，是秉燥金之气所生。蛇畏蜈蚣者，金能制木也。蜈蚣畏蟾蜍者，以蟾蜍秉水月之精，生于湿地，是秉湿土之气所生，湿能胜燥，故蜈蚣畏蟾蜍也。蟾蜍畏蛇，则又是风能胜湿，木能克土之义。趁此以求，则凡相畏相使相反之理皆可类推。

问曰：物各有性，而其所以成此性者何也？

答曰：原其所由生而成此性也。秉阳之气而生者其性阳，秉阴之气而生者其性阴，或秉阴中之阳，或秉阳中之阴，总视其生成以为区别。盖必原一物之终始与乎形色气味之差分而后能定其性矣。有如人参，或谓其补气属阳，或谓其生津属阴，只因但论气味而不究人参所由生之理，故不能定其性也。余曾问过关东人，并友人姚次梧游辽东归言之甚详，与《纲目》所载无异。《本草纲目》载人参歌曰：三桠五加，背阳向阴。若来求我，椴树相寻。我所闻者，亦云人参生于辽东树林阴湿之地。又有人种者，亦须在阴林内植之。夫生于阴湿秉水阴润泽之气也，故味苦甘而有汁液，发之为三桠五叶阳数也。此苗从阴湿中发出，是由阴生阳，故于甘苦阴味之中饶有一番生阳之气。

此气可尝而得之也。人身之元气由肾水之中以上达于肺，生于阴而出于阳，与人参由阴生阳同一理也。所以人参大能化气，气化而上出于口鼻即是津液，人参生津之理如此，非徒以其味而已。然即以气味论，甘苦中含有生发之气，亦只成为由阴出阳之气味耳。

问曰：人参不生于东南而生于北方，古生上党，今生辽东、高丽，皆北方也，此何以故？

答曰：此正人参所由生之理，不究及此，尚难得人参之真性也。盖北方属水，于卦为坎，坎卦外阴而内阳。人参生于北方正是阴中之阳也。坎卦为水，天阳之气皆发于水中。观西人以火煎水则气出，而气着于物又复化而为水。知水为气之母，气从水而出矣。人身肾与膀胱属水，水中含阳化气，上行出于口鼻则为呼吸，充于皮毛则为卫气。只此肾与膀胱水中之阳化气而充周者也。故《内经》曰：膀胱者州都之官，气化则能出矣。此与天地水中含阳化而为气，以周万物本属一理。水在五行属北方，人参生于北方秉水中阳气，故与人之气化相合，所以大能补气，不独人参为然。凡一切药皆当原其所生，而后其性可得知矣。夫生于北方，有阴中之阳药；则知生于南方有阳中之阴药，如朱砂是。人参属水中之阳，丹砂则属火中之阴。

丹砂生辰州者，名曰辰砂。世人用硫黄、水银二物煅炼变为赤色，以冒辰砂。又有灵砂，亦用二味炼成，名曰二气砂，皆谓其有补坎填离之功，法本于《抱朴子》。因抱朴子炼丹砂服之而仙，后人遂有炉鼎之术，沿袭至今。尚有辰砂、灵砂两药，均用硫黄、水银二味炼成者也。水银乃石中之阴汁，硫黄乃石中之阳汁，合而煅炼，返水银之阴而尽归于阳，变为纯赤，与丹砂之色无异。但由人力造成，阴返为阳，是阴已尽，而阳独存，且有火炼之毒。以之助阳退阴则可，以补阳益阴则不可。不及丹砂由天地自然熔铸而成，阳中含阴，外露火色，内含水阴。夫造灵砂、辰砂者，须用硫黄、水银，二味合炼乃能变成红色。则知丹砂亦必具硫黄、水银相合之性，乃变化为纯赤之色也。但丹砂是天地阴阳之气自然煅炼，不假火力，极其神妙，非可以水银、硫黄分论丹砂也。火体之中含有水气，故丹砂能入心，益阴以安神。又取水银法，将丹砂烧之，即烧之砂脚不足用，以其内之阴汞已走，阳中无阴也。水银有毒，积阴无阳也。要之合硫黄水银而作灵砂、辰砂，非阳中含阴之性，分水银、砂脚为二物，则尤阴阳各异，均非朱砂之本性。惟天地南方离火，自然熔成之朱砂，外具火色，内含水阴，合乎离卦外阳内阴之象。离中之阴坎之水也，朱砂火色而内含水银，即离火中含坎水之象，故

能补坎之水以填离宫。养血安神，此为第一。此可与人参
对勘。人参秉水中之阳而补气，朱砂秉火中之阴而养血，
一生北方，一生南方，就此二物便知南北水火阴阳血气之
理矣。夫南北水火虽非截然，究之各有所属。故北方属水
多生气分之药，如黄芪是也；南方属火，多生血分之药，
又如肉桂是也。

　　问曰：黄芪或生汉中，或生甘肃，或生山西，或生北
口外，今统以北方立论，有理否？

　　答曰：虽不必截然在北，然其为性实皆秉北方水中之
阳气以生，其主北方立论则就乎得气之优者而言，故黄芪
以北口外产者为佳。盖天地之阳气均由土下黄泉之水中透
出于地面，上于天为云雾，着于物为雨露，交于人为呼
吸，只此水中之气而已。人身之阳气则由肾与膀胱气海之
中发出，上循三焦油膜，以达于肺而为呼吸，布于皮毛而
为卫气，亦只此水中之气而已矣。水在五行以北方为盛，
故补气之药皆以北方产者为良。汉中、甘肃所产黄芪根体
多实，气不盛而孔道少，山西所产体略虚松，犹不及北口
外所产者其体极松，以内中行水气之孔道更大，故知其气
为更盛。盖黄芪根长数尺，深入土中，吸引土下黄泉之水
以上生其苗叶。气即水也，引水即是引气，根中虚松窍大

者所引水气极多，故气盛而补气。人身气生于肾，由气海上循油膜而达口鼻，与黄芪之气由松窍而上苗叶者无异。芪之松窍，象人身油膜中亦有通水之松窍。油膜者，三焦也。故谓黄芪为三焦油膜中药。其能拓里达表，皆取黄芪从油膜中而上行外通之义也。且黄芪外皮紫黑，水火之间色也，惟其秉水中之阳气，故成此水火之间色。三焦相火水中之阳，名曰少阳。黄芪中通象三焦，引水泉之气以上生苗叶，是秉水中之阳而生者也，故有水火之间色，而为三焦之良药，其气类有如是者。芪之肉理色黄味甘，土之色味也。黄芪入土最深，又得土气之厚，所以黄芪又大补脾。今人不知身中网膜是三焦，又不知网膜上之膏油即是脾之物，不知膜与油相连，又安知黄芪补脾土达三焦之理哉！能知网膜是三焦，膏油属脾土，则和黄芪归脾经，达三焦之理矣。

问曰：肉桂生于南方，秉地二之火，以入血分固矣。乃仲景肾气丸用之，取其化气，而非取其化血，此又何说？

答曰：血无气不行，气无血不附，气血二字原非判然两端，且其化气乃仲景之妙用，非肉桂之本性也。人身之气生于肾中一阳，实则借鼻孔吸入之天阳，历心系，引心火下交于肾，然后蒸动肾水，化气上腾出于口鼻。仲景肾气丸多用地黄、山药、丹皮、茱萸以生水，用苓、泽以利水，然后用桂导心火以下交于水，用附子振肾阳以蒸动其气，肉桂之能化气者如此，乃仲景善用肉桂之妙，非肉桂自能化气也。若单用肉桂，及合血分药用，则多走血分，不是气分之药矣。又如桂枝，色赤味辛，亦是人心肝血分之药。而五苓散、桂苓甘草五味汤，均取其入膀胱化气，非桂枝自能化气，实因苓、泽利水，引桂枝入于水中，以化水为气。与肾气之用肉桂其义相近，不得单言桂枝，便谓其能化气也。至如黄芪五物汤治血痹，当归四逆汤治身痛，皆取桂枝温通血脉。可知心火生血，而秉火气者入于血分，乃是一定之理。

问曰：入气分、入血分，其理未易明也，请再言之。

答曰：秉于天水而生者入气分，秉于地火而生者入血分。气本于天，味本于地，气厚者入气分，味厚者入血分。入气分者走清窍，入血分者走浊窍。有如大蒜，气之厚者也，故入气分走清窍，上为目瞀，而下为溺臭。海椒味之厚者也，故入血分走浊窍，上为口舌糜烂，而下为大便辣痛。观此二物，即知入气分、入血分之辨矣。盖得天水之气而生者入气分，人参、黄芪最显者也。外如泽泻、苡仁，生于水而利水，二物同而不同。苡仁生于茎上，则化气下行，引肺阳以达于下；泽泻生于根下，则化气上行，引肾阴以达于上。百合花覆如天之下垂，旋覆花滴露而生，本天之清气，故皆入气分，以敛肺降气。钟乳石下垂象天，石又金之体也，故主镇降肺气。蛤蚧生石中，得金水之气，故滋肺金，功专利水。其能定喘者，则以水行则气化，无痰饮以阻之，故喘自定。麦冬、天冬秉水阴者，皆能滋肺以清气分。龙乃水中阳物，世所用龙骨系土中石品，非水族也。然既成为龙形，则实本天一水中之阳气而生。既成龙形，又不飞腾，假石以为质，潜藏于土中，是秉天水之阳以归于地下，故能潜纳肾气，收敛心神，皆用其潜纳阳气之义耳。茯苓乃松之精汁，流注于根而生，是得天之阳，以下返其宅者也。下有茯苓，其松颠上有茯苓苗，名威喜芝。苓在土中气自能上应于苗，得松之精则有木性，能疏土也。凝土之质，味淡色白，功主渗利，能行水也。其气不相连接，自上应于苗，故能化气上行而益气。西人以松香搓发电气，谓松香中电气最多。松香沦入地中变生茯苓，内含电气，其气上应于苗，亦如电线之相贯而已。然西法名为电气，中国只名为阳气。松脂秉阳之精，沦入于地，化为苓，阳气所发遥遥贯注，是生威喜芝，非气化之盛恶能如是。人身之气乃水中一阳所化，茯苓以质之渗行其水，而气之阳助其化，所以为化气行水之要。以上所论皆得天水之阳而生，故皆入气分。其他入血分者则必得地火之味而生，如当归、川芎是。盖人身之血是由胃中取汁，得心火化赤遂为血。既化为血乃溢于脉，转枢于胞宫，而肝司之。故凡入血分之药，皆得地火之气味而兼入肝木。当归辛苦是得地火之味，其气微温得木之性，而质又油润得地之湿，故能化汁，助心生血以行于肝。别字本草有谓当归过于辛温，行血之功有余，生血之功不足。不知人身之血是中焦受气取汁，上腾于肺部，入于心，奉心火之化乃变赤色而为血。西医言饮食之汁上肺至颈会管遂为红色，下入心房，合观此说总见奉心火之化而变为血。《内经》所谓心生血者此也。当归辛苦温烈之气正所以出心火之化，以其油润生汁，以其辛温助心火之化，其功专生血，更无别药可以比拟也。仲景和血之方无过于温经汤，生血之方无过于复脉汤。温经汤辛温降利，与川芎同功，复脉汤辛温滋润，与当归同功。知心火化液为血则知复脉汤之生血，并知当归为生血之药也。川芎味更辛苦，得木火之性尤烈，质不柔润，性专走窜，故专主行心肝之血。夫苦者火之味也，苦而兼辛，则性温而有生血之功。若但苦而不辛，则性凉而专主泄血。红花色赤自入血分，而味苦则专能泄血。又，凡花性皆主轻扬，上行外走，故红花泄肌肤脉络在外在上之血。丹皮色味亦类红花，而根性下达，与花不同，故主在内，及泄中下焦之血。桃花红而仁味苦，皆得地火之性味者也。仁又有生气，故桃仁能破血，亦能生血。茜草色赤味苦，根甚长，故下行之力更重，专能降泄行血也。

问曰：苦得火味，其入心清火泄血，理可知矣。惟辛味之品是得肺金之味者，乃亦能入血分，如肉桂、桂枝、紫苏、荆芥。此又何说？

答曰：凡药得酸味者，皆得金收之性，得辛味者，皆得木温之性。此乃五行相反相成之理。心火生血，尤赖肝木生火。此是虚则补其母之义。故温肝即是温心，肉桂大辛则大温，虽得金味，而实成为木火之性，故主入心肝血分，以助血之化源。桂皮尤能上行，张仲景复脉汤用桂枝，取其入心助火，以化血也。远志之性亦同桂枝，但桂枝四达，远志则系根体，又极细，但主内入心经，以散心中滞血而已。不独草木本为味者入血分，有如马为火畜，故马通亦能降火以行血。枣仁秉火之赤色，故亦入心养血，总见血生于心。大凡得地火之性味者，皆入血分也。

问曰：生地质润，中含水液，阿胶济水煎成，性本水阴，二药皆能生血，何也？

答曰：离卦中之阴爻，即坎水也。阿胶、生地以水济火，正是以坎填离。有此阴汁，而后得心火化赤，即为血矣，正《内经》中焦取汁奉心火变赤为血之理。知血之生化，凡入血分之药从可知矣。

问曰：南北地有不同，所生之药既有水火血气之分。先生已言之矣。至于东南中央，岂无异致，何以不论及耶？

答曰：南北水火其显分者也。况阴阳摩荡，南未尝不得北气，北未尝不得南气。至于东南循环，中央四达，其气错行，故可不分。然亦有可分别者，如青礞石、化红皮、荔枝核，皆秉东方木气者也。或能平肝以行痰，或能散肝以解郁，皆以东方产者，为得木气之全，故此等药广东产者为佳。川贝母、生石膏、桑白皮皆秉西方金气而生，或利肺降痰或清金去热，皆以西方产者，为得金气之清，故此等药以川西产者为佳。至于李用东行根，石榴用东向者，皆取得木气也。侧柏叶皆西指，取用必取西枝，只是取其得金气耳。至于中央备东南西北之四气，而亦有独得中央之气者。如河南居天下之中，则产地黄，人见地黄黑色，不知其未经蒸晒，其色本黄，河南平原土厚水深，故地黄得中央湿土之气而生，内含润泽土之湿也。人徒见地黄蒸成色黑，为能滋肾之阴而不知其实滋脾阴。《内经》云：脾为阴中之至阴，地黄以湿归脾，脾阴足则肝肾自受其灌溉。山药亦以河南产者为佳，味甘有液是得土湿之气，功能补脾，亦补脾之阴也。唯山药色白，则得土中之金气，故补脾而兼益肺。地黄能变黑色，实得土中之水气，故润脾而兼滋肾。虽同产一地，而有种类形色之不同，故功亦略异。

问曰：甘草入脾，何以生于甘肃？白术正补脾土，何以不生于河南，而生于浙江。

答曰：此正见五行之理，不得截然分界。况土旺于四季，足四方皆有土气。白术之生于江浙，必其地饶有土脉，故生白术。内含甘润之油质，可以滋脾之阴，外发辛香之温性，可以达脾之阳。取温润则用浙产者，以其油厚也；取温燥则用歙产者，以其较烈也。甘草味正甘入脾胃，守而不走，补中气和诸药。虽不生于河南中州，而生于极西之甘肃，亦由甘肃地土敦厚故生。甘草根深者至四五尺，与黄芪无异。但黄芪中空属气分，是得土中水气。甘草中实纯得土气之厚，故深长且实也。虽生于西，而实得中土之气。总之，五行之理，分言则各别方隅，合论则同一太极。

问曰：药有以天时名者，如夏枯草、款冬花，得无以时为治乎？

答曰：然天时者，五行之流运，阴阳之分见。故凡论药，又当论其生之时与成之候。虽不尽拘于时，而亦有以时为治者。夏枯草生于冬末，长于三春，是正得水木之气。遇夏则枯者，木当火令，则其气退谢，故用以退肝胆经之火。款冬花生于冬月冰雪之中，而花又在根下，乃坎中含阳之象，故能引肺中阳气下行，而为利痰止咳之药。二物皆以时名，皆得其时之妙用也。又如冬虫夏草，本草不载，今考其物，真为灵品。此物冬至生虫，自春及夏，虫长寸余，粗如小指，当夏至前一时，犹然虫也，及夏至时，虫忽不见，皆入于土，头上生苗，渐长到秋分后，则苗长三寸，居然草也。此物生于西蕃草地，遍地皆草，莫可辨识；秋分后即微雪，采虫草者，看雪中有数寸无雪处，一锄掘起，而虫草即在其中。观其能化雪，则气性纯阳。盖虫为动物，自是阳性，生于冬至，盛阳气也。夏至入土，阳入阴也，其生苗者则是阳入阴出之象。至灵之品也。故欲补下焦之阳，则单用根；若益上焦之阴，则兼用苗，总显其冬夏二令之气化而已。麦冬、天冬、忍冬、冬青皆凌冬不凋，感水津之气，故二冬能清肺金，忍冬能清风热，冬青子滋肾。其分别处，又以根白者入肺，藤蔓草走经络，冬青子色黑，则入肾滋阴。至于半夏，虽生当夏之半而其根成于秋时，得燥金辛烈之气味，故主降利水饮，为阳明之药。此又不可循半夏之名，而失其实也。故论药者，或以地论，或以时论，或但以气味论，各就其偏重者以为主，而药之真性自明。

问曰：药多以味为治。味之甘者则归脾经，乃甘味之药多矣，或正入脾胃或兼入四脏，此又何以别之？

答曰：得甘之正味者，正入脾经，若兼苦兼酸兼咸兼辛，则皆甘之间味也，故兼入四脏。甘草纯甘，能补脾之阴，能益胃之阳，或生用，或熟用，或以和百药，固无不宜。黄精甘而多汁，正补脾土之湿。山药色白带酸，故补脾而兼入肝肺。白术甘而苦温，故补脾温土，和肝气以伸脾气也。苍术甘而苦燥，故燥胃去湿。黄芪味甘而气盛，故补气。荠苨味甘而有汁，故生津。莲米味甘带涩，其气清香，得水土之气，故补土以涩精止利。芡实甘味少而涩性多，是得土泽之味少，而得金收之性多，且生水中，是属肾之果也，故用以收涩肾经及止泻利。苡仁亦生水中，而味极淡，则不补又不涩，则纯于渗利。茯苓亦然，皆以其淡，且不涩也。赤石脂黏涩又味甘，则能填补、止泻利。禹余粮是石谷中之土质，甘而微咸。甘能补正以止利，咸能入肾以涩精，皆取其甘，亦用其涩。如不涩而纯甘，如龙眼则归脾，又产炎州，得夏令火气而生，以火生土，故补心兼补脾。使君子仁，甘能补脾，而又能杀疳虫者，因气兼香臭，有温烈之性。故服此忌食热茶，犯之即泄，与巴豆之饮热则泻其意略同。以畜物论黄牛肉甘温，大补脾胃。羊肉虽甘而有膻气，得木之温，故补脾兼补肝。猪肉虽甘而兼咸味，得水土之寒性矣，故滋脾润肾。人乳味甘，本饮食之汁，得肺胃之气化而成，故能润养胃，滋生血液，补脾之阴，无逾于此。甘松味甘而香烈，故主理脾之气。木香之理气，以其香气归脾，而味兼微辛，又得木气之温，力能疏土。且木香茎五枝五叶五节五皆合脾土之数，故能理脾也。以诸果论，大枣皮红肉黄，皮辛肉甘，得以火生土之性，故纯于补脾胃。梨味甘而含水津，故润脾肺。荔枝生东南，味甘酸，故归脾与肝而温补。总之，甘味皆入脾，又审其所兼之味以兼入别脏，则主治可得而详矣。

问曰：苦者火之味也，而味之苦者均不补火，反能泻火，何也？

答曰： 物极则复，阳极阴生。以卦体论，离火之中爻阴也，是离火中含坎水之象。凡药得火味者，亦即中含水性而能降火，此正水火互根之至理。黄连之味正苦，故正入心经以泻火。栀子味苦象心包，故泻心包络之火。连翘亦象心包而质轻扬，味微苦，则轻清上达，清心与上焦头目之火。莲子象心，而莲心又在其中，味又极苦，有似离中阴爻，用以清心中之火最为相合。黄芩味苦，中多虚空，有孔道。人身惟三焦是行水气之孔道，主相火。黄芩中空有孔，入三焦而味又苦，故主清相火。胆草、胡黄连，味苦而坚涩，兼水木之性，故皆泻肝胆之木火。惟胆草根多而深细，故泻火并兼降利。胡黄连则守而不走，是宜细别。大黄味苦，形大而气烈，故走脾胃，下火更速。

问曰： 泻火之苦药其色多黄，又何故也？

答曰： 黄者土之色，五行之理，成功者退火之色红，而生土之黄色，是黄者火之退气所生也，故黄苦之药皆主退火。若苦味而色不黄，则又有兼性矣，故花粉色白味苦而有液，则泻火之功轻，而入胃生津之力重。元参色黑味苦而有液，则泻火之功少，而滋肾之功多。丹皮色红味苦，则清心火而行血。青黛色青味苦，则清肝火而息风。总之得火苦味者，皆得水之寒性，通观本草自无不明。吾蜀近医，多言苦为者皆得火之燥性，火证反以为忌，不知苦化燥之说必其兼燥药。如苍术、干姜与黄连同用则燥，生地、白芍与黄连同用，岂能燥哉！况人身六气，热与火各不同，热是气分之热，故清热者以石膏、花粉为主，以其入气分也。火是血分，故泻火者，必以黄连、黄芩为主，以其入血分也。但知用甘寒而废苦寒，则能清热不能退火，辨药者当知此理。

问曰：得苦之火味者，皆得水之寒性，能清火矣。何以艾叶、故纸、巴戟、远志其味皆苦，而皆能补火，何哉？

答曰：苦之极者，反得水之性。若微苦者则犹存火之本性，故能补火。且微苦之中必带辛温，不纯苦也。艾叶味苦而气温，其茸又能发火，是以能温肝补火。故纸、巴戟苦兼辛温。故纸色黑而子坚，则温肾，巴戟色紫而根实，则温肝。远志形极细，故入心，味带苦，亦入心，然兼辛温故补心火。盖有间味者即有间气，不得以纯于苦者论矣。

问曰：辛者金之味也，金性主收。今考辛味之药皆主散而不主收，其故何也？

答曰：凡药气味有体有用，相反而实相成。故得金之味者，皆得木之气，木气上达，所以辛味不主收而主散。木之气温能去寒，木之气散能去闭。薄荷辛而质轻，气极轻扬，轻则气浮而走皮毛，以散风寒；扬则气升而上头目，去风寒。辛夷花在树梢，其性极升，而味辛气散，故能散脑与鼻间之风寒。荆芥性似薄荷，故能散皮毛，而质味比薄荷略沉，故能入血分、散肌肉。羌活、独活根极深长，得黄泉之水气而上升生苗，象人身太阳经，秉水中之阳以发于经脉也。味辛气烈，故入太阳经散头顶之风寒。独活尤有黑色，故兼入少阴以达太阳，能散背脊之风寒。细辛形细色黑故入少阴经，味大辛能温散少阴经之风寒。少阴为寒水之脏，寒则水气上泛，细辛散少阴之寒，故能逐水饮。防风辛而味甘，故入脾，散肌肉之风寒。紫苏色紫入血分，味辛气香，能散血分之风寒。苏枝四达则散四肢。苏梗中空有白膜，则散腹中之气。苏子坚实则下行而降肺气以行痰。同一辛味，而有根、枝、子、叶之不同，总视其轻重升降之性，以别其治也。桂枝能散四肢，色味同于苏枝，而桂枝较坚实，故桂枝兼能走筋骨，苏枝则但能走肌肉耳。肉桂比枝味更厚，气更凝聚，乃木性之极致。大辛则大温，能益心火，为以木生火之专药。其实是温肝之品，肝为心之母，虚则补其母也。心肝皆司血分，故肉桂又为温血之要药。仲景肾气丸用之，是接引心肝之火使归于肾，亦因有附子、熟地、茯苓，使肉桂之性从之入肾，乃善用肉桂之妙，非桂自能入肾也。肉桂、桂枝同是一物，而用不同，是又在分别其厚薄，以为升降。夫得辛味者皆具木之温性，桂正是木，而恰得温性故为温肝正药。吴萸、小茴皆得辛温木之气，台乌是草根，自归下焦。小茴香是草子，凡子之性皆主下降，故二药皆能温下焦胞宫与膀胱。吴萸辛而带苦，子性又主下降，故主降水饮行滞气。故纸、韭子皆色黑而温，黑为肾水之色，子又主沉降，故二物皆能温肾。附子生于根下，与枝叶皮核不同，故不入中上焦，其色纯黑而味辛烈，秉坎中一阳之气所生，单从下焦扶补阳气。极阳极阴皆有毒，附子之烈正以其纯是坎阳之性，可以大毒。附子与肉桂之性不同：肉桂是补火，秉于地二之火气者也；附子是助热，热生于水中，是得天水之阳。故附子纯入气分以助阳，为肾与膀胱之药。火煅则无毒，水中之阳毒遇火则散，亦阴阳相引之义。今用盐腌以去毒，使附子之性不全，非法也。凡温药皆秉木气，惟附子是秉水中之阳，为温肾达阳之正药。盖秉木火者为得地二之火，秉水中之阳是得天一之阳。

问曰：木之性散，何以味反酸，而主收哉？

答曰：此亦相反相成，金木交合之理。得木之味者，皆得金之性，所以酸味皆主收敛。五味子主咳逆上气。盖气出于脐下胞室气海之中，循冲脉而上入肺。胞室乃肝所司，或肝寒，则胞宫冲脉之气挟水饮而上冲于肺，以为咳喘；或肝热，则胞宫冲脉之气挟本火而上冲于肺，以为咳喘。五味酸敛肝木，使木气戢而不逆上，则水火二者皆免冲上为病，是酸味入肝而得金收之性，故有是效。五味子亦微酸，而质润囊大而空，有肺中空虚之象，生于叶间，其性轻浮，故功专敛肺生津。五味子是敛肝以敛肺，以其性味更沉也。五倍子则专主敛肺，以其性味略浮也。罂粟壳亦敛肺，能止咳，止泻利，以其酸味不甚，其囊中空有格象肺与膜膈，故其收涩之性不遍于入肝，而能入肺，以收敛逆气，收止泻利也。白芍为春花之殿，而根微酸，故主能敛肝木，降火行血。山茱萸酸而质润，故专入肝滋养阴血。乌梅极酸，能敛肝木，能化蛔虫，能去胬肉，皆是以木克土，以酸收之之义。观山楂之酸能化肉积，则知乌梅之酸能化蛔虫胬肉，其理一也。

问曰：凡酸味皆能生津，此又何说？

答曰：津生于肾，而散于肝，木能泄水，子发母气也。酸味引动肝气，故津散出。

问曰：酸主收敛，而酸之极者又能发吐，何也？

答曰：辛主升散，而辛之极者则主温降，酸主收敛，而酸之极者则主涌吐。物上极则反下，物下极则反上也。观仲景大小柴胡汤治肝火之吐逆，吴茱萸汤治肝寒之吐逆。知凡吐者，必挟肝木上达之气，乃能发吐，则知导之使吐，亦必引其肝气上行乃能吐也。二矾极酸，变为涩味，酸则收而引津，涩则遏而不流。肝气过急，反而上逆，故发吐也。且胆矾生铜中，有酸木之味，而正得铜中金收之性。金性缓，则能平木气而下行。金性急，则能遏木气而上吐。金木常变之理可以细参。故吾曰：得木之味者皆得金之性，阴阳互换，惟土之性不换，辨味辨药当详究之。

问曰：如上所论以求之，则咸得水味当得火之性矣，何以旋覆花咸而润降痰火，泽泻咸而润利湿热，昆布、海藻咸而清肝火，芒硝、寒水石咸而泻脾火，皆得咸之味，具水之本性，未尝反得火性也？

答曰：味之平者，不离其本性；味之极者，必变其本性。譬如微苦者，有温心火之药，而大苦则反寒。故微咸者皆秉寒水之气，而大咸则变热。离中有阴，坎中有阳，皆属一定之理。今所问旋覆花味微咸，花黄色，滴露而

生，得金之气多，得水之气少，故润利肺金，不得作纯咸
论也。昆布、海藻生于水中，味微咸，具草之质，是秉水
木二气之物，故能清火润肝木。寒水石得石之性多，味虽
咸而不甚，且此石之山即能生水，流而为泉，是此石纯具
水性，故能清热。芒硝咸味虽重，而未至于极，故犹是寒
冰之性，能大下其火，尚属咸水之本性，而非咸极变化之
性也。若乎火硝，则咸味更甚，反而为火之性，故能焚
烧，是水中之火也。食盐太多，立时发渴，亦是走血生热
之一验。西洋人炼盐名曰盐精，又炼硇，名曰硇精。二物
贮于一处，中间隔以玻璃，但将玻璃触破，则暴发为火。
西洋作水雷，其法如此。夫盐精能发火，则知盐味之咸，
内有火热之性。然水中之火乃命门之火也。微咸者则能引
火下行，以上诸药是已。大咸者则能助火升发，火硝、盐
精是已。蜀中养雄猪者必饲以盐，乃能多御牝豕，亦即助
发命门之火，以助其阳之验。药中肉苁蓉，初为马精滴地
所生，后乃传苗，又象人阴，且味咸入肾，故温润而强
阴，以其助肾中之阳，而能益命火也。至于煎作秋石，以
为滋阴，能治阴痿，而不知其味大咸，只能助发命门之
火，以举其阳经，与雄猪饲盐无异，是壮其阳，非能滋其
阴也。故服秋石者，往往阴枯而成瘵疾，皆未知大咸助火
之义也。虽童便本能滋阴，而煎作秋石则煅炼已甚，不得

仍作童便之性论。盖得水之味，具火之性，亦只完其坎中
有阳之义而已。

问曰：寒热温平，药性已尽，上所分五行五脏，已详
寒热温平之性，可不再赘矣。而药之分上下表里者，又有
升降浮沉之别，可得闻欤？

答曰：此本于天地之阴阳也。本于阳者以气为主，而
上行外达，故升而气浮，能走上焦以发表。本于阴者以味
为主，而内行下达，故降而气沉，能行里达下焦。气本于
天，味成于地。《内经》谓天食人以五气，地食人以五味。
本天亲上，本地亲下，而升降浮沉之理见矣。

问曰：薄荷、辛夷、麻黄、桂枝、生姜、葱白、羌
活、葛根、柴胡、白头翁、升麻、紫苏、荆芥、白芷、炉
甘石、海石、菊花、连翘、银花、苍耳子、青蒿、蔓荆
子，皆升浮之品，而其用各异，何也？

答曰：是气分药，而又视形味以细别之。薄荷、辛夷
同一辛味，气皆轻清，而形各异。薄荷细草丛生不止一
茎，故能四散，又能升散颠顶，以其气之轻扬也。辛夷生
在树梢，而花朵尖锐向上，味辛气扬，故专主上达，能散
脑与鼻孔之风寒。麻黄虽一茎直上而其草丛生，与薄荷丛

生之义同，故能上升，又能外散。薄荷得天气之轻扬，而
其味辛，是兼得地之味，故兼能入血分。若麻黄则茎空直
达而上，且无大味，纯得天轻扬之气，故专主气分，从阴
出阳，透达周身上下之皮毛。桂枝与麻黄同一升散之品，
然气味各有不同。枝性四达，气亦轻扬，因桂兼有辛味，
则得地之味矣，故兼入血分，能散血脉肌肉中之风寒。观
仲景麻黄汤发皮毛，桂枝汤解肌肉，便知血分气分之辨。
生姜其气升散，而又能降气止呕者，因其味较胜，且系土
中之根，是秉地火之味而归于根，故能降气止呕。虽能升
散，而与麻桂之纯升者不同，故小柴胡、二陈汤皆用之以
止呕。葱白之根亦生土内，然叶空茎直，气胜于味，引土
下黄泉之气以上达苗叶，故功专主升散，能通肺窍。仲景
白通汤用以通阳气于上，则取以土下黄泉之气以上达苗
叶，为能通太阳水中之阳，而交于颠顶也。羌、独、葛根
皆根深，能以地中水气上达于苗叶，其苗又极长，象人身
太阳经，从膀胱水中达阳气于经脉，以卫周身，故三物均
入太阳经。羌、独气味更辛烈，故发散而能伤血。葛根气
味较平，故发散之性轻而不伤血。根深能引水气上达苗
叶，故兼能升津液也。柴胡、白头翁皆一茎直上，花皆清
香，故皆能升散郁结。白头翁所以治下痢后重者，升散郁
结故也。柴胡治胸前逆满，太阳之气陷于胸中不得外达，

以致胸满，柴胡能透达之，亦升散郁结之义也。而二物之
不同者：白头翁无风独摇，有风不动，色白有毛。凡毛皆
得风气，又采于秋月，得金木交合之气，故能息风。从肺
金以达风木之气，使木不侮土者也，故功在升举后重而止
痢疾。柴胡色青，一茎直上，生于春而采于夏，得水木之
气味，从中土以达木火之气，使不侮肺者也，故功能透胸
前之结。夫仲景用柴胡以治少阳，其义尤精。少阳者水中
之阳，发于三焦，以行腠理。寄居胆中，以化水谷，必三
焦之膜网通畅，肝胆之木火清和，而水中之阳乃能由内达
外。柴胡茎中虚松，有白瓤通气，象人身三焦之膜网。膜
网有纹理，与肌肤筋骨相凑，故名腠理。少阳木火郁于腠
理而不达者，则作寒热，柴胡能达之，以其中松虚象腠
理，能达阳气，且味清苦，能清三焦之火。然则柴胡治胆
者用其苦也，治三焦者用其茎中虚松直上也，治太阳者则
是通三焦之路，以达其气，乃借治非正治也。又柴胡须用
一茎直上、色青、叶四面生、如竹叶而细、开小黄花者，
乃为真柴胡，是仲景所用者。近有草根，辛温发表，绝非
柴胡本性，断不可用。四川梓潼产柴胡，价极贱，天下不
通用，只缘药书有软柴胡、红柴胡、银柴胡，诸说以伪乱
真，失仲景之药性，可惜可惜！升麻味甘，能升脾胃之
气。其所以能升之理则因根中有孔道，引水气上达于苗，

故性主升。然无四散之性，以其为根专主升，不似柴胡系苗叶，故有散性也。紫苏略同荆芥，色红能散血分，枝叶披离故主散之性多，而主升之性少。白芷辛香，色白入肺与阳明经，根性又主升，故能升散肺与阳明之风寒。观独活色黑，入太阳、少阴。白芷色白，入肺与阳明。此又金水异质，各归其类之象，所以性皆升散而主治不同也。银花、连翘、甘菊味清而质轻，故能升清气，清上焦头目之热。然无辛散之气，故不主散。青蒿、苍耳皆不辛散，而能主散者则又以其形气论也。青蒿枝叶四散而味苦，故能散火。苍耳质轻有芒，则能散风。凡有芒角与毛，皆感风气，故主散风。蔓荆子气烈，而质亦轻，故主散头目之风。炉甘石、海石质皆轻浮，然究系石体，乃沉中之浮也，故不能达表上颠，而只能散肺胃痰火之结。辨药之浮沉以治病之浮沉，而表里升降之义无不明矣。

问曰：本草言上升之药制以盐，则能下降；下降之药制以酒，则能上升。酒亦五谷所化，何以性纯于升哉？

答曰：气本于天，故主升，酒正是气化之品，所以饶于升。观煮白干酒者，用筒取气，入天锅底化而为酒，盖酒皆上升之气水也。水中之阳本上升，西洋人于水中取轻养气能上升，且能燃而为火，积阳则上升。水为坎卦，而

中爻为阳，故气出于水而上升。太空清阳之气皆水中之阳
所充发也。煮酒以曲蘖宣阳，以火煮之，使阴化为阳，气
上出，遂为酒。全是上升之阳气也，故主升。又酿米酒
者，曲蘖腌糯米饭发热腐化，酒出而饭成糟，仍是从气之
化，故属阳，亦主升。然米酒与白干酒不同，白干酒由筒
上引而出，纯是清气；米酒酿于缸内，尚带浊汁，故米酒
味较厚，能入血分，性亦滞留，能生痰湿。白干酒气较厚
专行气分，性不滞留，不生痰湿。同一升性，而一清一浊
遂有浮沉之别。故审药理者，不可不细。

问曰：饴糖与米酒皆是曲药所化，何以饴糖甘润，而
性不升哉?

答曰：酒由蕴酿，自然流出，得气之化为多，故气盛
而升；饴糖熬煮逼之使出，得气之化少，故味盛而气不
升。盖酒得天之气厚而升，饴得地之味厚而补。仲景建中
汤用饴糖，正取其补中宫也。观白干酒升而不守，饴糖守
而不升，米酒能升能守，分别处全在气味厚薄，辨药性
者，贵详究其理也。

问曰：芒硝、大黄，巴豆、葶苈、杏仁、枳壳、厚
朴、牛膝、苡仁、沉香、降香、铁落、赭石、槟榔、陈皮

等物皆主降矣，或降而收，或收而散，或降而攻破，或降而渗利，或入血分，或入气分，又可得而详欤？

答曰：凡升者皆得天之气，凡降者皆得地之味，故味厚者其降速，味薄者其降缓。又合形质论之，则轻重亦有别矣。芒硝本得水气，然得水中阴凝之性而味咸能软坚，下气分之热。以其得水之阴味，而未得水中之阳气，故降而不升。且水究属气分，故芒硝凝水之味，纯得水之阴性，而清降气分之热，与大黄之入血分，究不同也。大黄味苦大寒，是得地火之阴味而色黄，又为火之退气所发见，故能退火，专下血分之结。以味厚且有烈气，味既降而气复助之，故能速下。寒性皆下行，如白芍、射干，味能降利，皆以其味苦与大黄之降下其义一也。大黄苦性更甚，白芍苦性较轻，故白芍只微降，而大黄则降之力大。

问曰：黄连味苦，以守而不走，而大黄独攻利，此何也？

答曰：同一苦味，而黄连之质枯而不泽，大黄之质滑润有汁，故主滑利。又黄连纯于苦味而无气，故守而不走；大黄纯于苦味，而又有雄烈之气，以气行其苦味，则走而不守，所以与黄连别也。

问曰：大黄苦寒之性自当下降，而巴豆辛热之性宜与大黄相反，何以亦主攻下，而较大黄之性尤为迅速，此又何说？

答曰：此又以其油滑而主下降，其能降下，则是油滑所专主，而非辛热所专主也。凡食麻油、当归皆能滑利，下大便。巴豆、蓖麻子皆有油，皆滑利，皆能下大便。但麻油不热，则其行缓，不辛则气不走窜，故其下大便也缓。蓖麻子味辛气温，是有气以行其油滑之性，故其行速。巴豆之油与麻油、蓖麻同一滑性，而大辛则烈，大热则悍，以悍烈行其滑利，故剽劫不留也。麻仁亦油滑，而无辛烈之性，故但能润降，不能速下。葶苈亦有油，自能滑利，又有辛味，是与巴豆之辛而有油相似；其味又苦，是又与大黄之苦而滑润相似。然则葶苈隐寓巴豆、大黄二者之性，故能大泻肺中之痰饮脓血，性极速降。盖有大黄、巴豆之兼性，诚猛药也。恐其太峻，故仲景必以大枣补之。杏仁亦有油，但得苦味而无辛烈之气，故降而不急。

问曰：同是降气，何以杏仁、葶苈归于肺；而枳壳、厚朴归于脾胃哉？

答曰：葶苈、杏仁色白属金，枳壳、厚朴皆木之质，木能疏土，故归脾胃。枳壳木实，味比厚朴稍轻，故理胃气；厚朴木皮，味比枳壳更重；故理脾气。观仲景用枳壳治心下满，用厚朴治腹满，可知枳壳、厚朴轻重之别。

问曰：陈皮亦木实也，能治胃兼治脾，并能理肺，何也？

答曰：陈皮兼辛香，故能上达于肺。枳壳不辛香，故不走肺。厚朴辛，而其气太沉，故不走肺。然肺气通于大肠，厚朴行大肠之气，则肺气得泄，仲景治喘所以有桂枝加厚朴杏子汤。且用药非截然分界，故枳、橘、朴往往互为功用，医者贵得其通。槟榔是木之子，其性多沉，故治小腹疝气。然沉降之性，自上而下，故槟榔亦能兼利胸膈，且味不烈，故降性亦缓。沉香木能沉水，味又苦降，又有香气以行之，故性能降气。茄楠香味甘，则与沉香有异，故茄楠之气能升散，而沉香之气专下降，服茄楠则噫气，服沉香则下部放屁，可知其一甘一苦升降不同矣。降香味苦色红，故降血中之气，能止吐血。牛膝之降则以形味为治，因其根深味苦，故能引水火下行。铁落之降以金平木，以重镇怯也，故能止惊悸、已癫狂。赭石亦重镇，而色赤又入血分，故一名血师，以其能降血也。血为气所宅，旋覆代赭石汤止噫气者，正是行血以降其气也。夫降而沉者，味必苦，质必重；降而散者味必辛，气必香；降而渗利者，味必淡，气必薄。苡仁、泽泻、车前子、茯苓皆味淡气薄，皆属阳中之阴，不能行在上之清窍，故皆行在下之清窍，而能利小便。降而攻破者，味必厚，气必烈，功兼破血，乃能攻积。盖止有气，则积为痰水，不能结硬。凡结硬者，皆杂有血，然单有血而无气以凑之，亦为死血，而不结硬。惟气附血而凝，血合气而聚，然后凝为坚积。三棱破血中之气，莪术破气中之血，故皆能破积。三棱味但苦而不辛，破血之力多而散气之力少。莪术兼辛味，能行气以破血，则气血两行，与积聚尤为合宜，故诸方多用莪术。姜黄气味俱厚，故行气行血。郁金乃姜黄之子，而气薄味胜，故行血之功甚于行气。

问曰：凡降药皆沉入中下焦，其上焦逆气，何以降之哉？

答曰：降药虽沉，然未有不由上焦而下者也，故赭石能从上焦以坠镇，槟榔能兼利胸膈。大抵气性重且速者，直达下焦，而不能兼利上焦。气味轻且缓者，则皆能降利上焦。葶苈泻肺；杏仁利肺；射干微苦，利喉中痰；厚朴花性轻，利膈上气；川贝母色白性平，利胸肺之痰气；旋覆花味咸质轻，故润肺降痰；陈皮之气味不轻不重，故可降上焦，可降中焦；惟木香气浮味沉，上中下三焦皆理。他如性之重者，橘核、楂核、荔枝核，皆专治下焦之气。性之速者如大黄、巴豆、牛膝，则直走下焦。同一行气又别其轻重浮沉，用之得当，自无谬差。

问曰：凡药根之性多升，实之性多降，茎身之性多和，枝叶之性多散，请示此何以故？

答曰：根主上生，故性升；子主下垂，故性降；茎身居中，能升能降，故性和；枝叶在旁，主宣发，故性散。然每一药性或重在根，或重在实，或重在茎，或重在叶，各就其性之所重以为药之专长，未可泛泛议论也。

问曰：根、实、茎、叶之性，既各有专长矣。今且先以根论，其根之升性独专者，有如何药？请明示之。

答曰：根之性多升，又须视其形色气味。皆专重于根者，则专取其根用之。有如升麻，其根大于苗，则根之得气厚，故专取其根。又其根中多孔窍，是吸引水气以上达苗叶之孔道也，故其性主上升。气味辛甘，又是上升之气味，合形味论性，皆主于升。故名升麻，是为升发上行之专药。又如葛根，其根最深，吸引土中之水气以上达于藤蔓，故能升津液。又能升散太阳、阳明二经，取其升达藤蔓之义。葛根藤极长，而太阳之经脉亦极长。葛根引土下之水气以达藤蔓，太阳引膀胱水中之阳气以达经脉，其理相同。故葛根能治太阳之痉，助太阳经由膀胱水中而达其气于外也。根色纯白属金，又能吸水气上升，是金水相生之物，又能引津气以治阳明之燥。葛根与升麻不同，葛根根实，故升津而不升气；升麻根空，有孔道以行气，故升气而不升津。黄芪亦根中虚松有孔道，惟升麻味不厚，故升而不补；黄芪味厚，故升而能补也。黄芪根深长至数尺，取芪者不用锄掘，力拔出土，以其根无旁枝也。据此则知其性直达。又其根内虚松，能通水气，直引上下黄泉之水气，以上达于苗，故能升达人之元气，以充发于上达于表。人之元气生于肾，出于膀胱之水中，循气海之膜网而上达胸膈，以至于肺，充于皮毛。黄芪内虚松通达，象人膜网能引土下黄泉之水气以上贯苗叶，象人元气，由肾达肺以至表，故黄芪能升达元气，托里达表。

问曰：以上三药性皆主升，而主治各有不同者，何也？

答曰：惟皆是根升之性，而又有形色气味之不同，故主治各异。盖以升麻通气之孔道更大，兼有辛发之气味，故其性纯于升。黄芪色黄气温味纯甘，故升而兼补。葛根色白味微苦，故升而清火，不能补也。论药者当细辨之。

问曰：牛膝、灵仙、茜草同是根也，何以不主升，而主降哉？

答曰：所谓根升者，必其气味形色皆具升性，乃能升达。若牛膝等根既坚实，而形不空，则无升达之孔道；味既苦泻而气不发，则无升发之力；且其气味既降，而根又深入，是又引气归根以下达，与升麻等之上行者义正相反，理可对勘而知也。

问曰：草木之实性皆主降，何也？

答曰：物下极则反上，物上极则反下，草木上生果实为已极矣，故返而下行。实核之性在于内敛，故降而兼收。

问曰：苍耳子、蔓荆子皆草之实也，何以皆能上升？花椒、橘红皆木之实也，何以皆能外散？

答曰：果实仁核之主收降其大端也，亦有须合形色气味论之方为确当。苍耳有芒而体轻松，蔓荆味辛而气发散，故皆有升性，亦核实中之变格也。至于花椒、橘红，气味辛温，故能升散。然此二物仍能降气，且皆皮壳也，故益有升性。至于椒之目，能止自汗，橘之核能治疝气，则纯于下降，而不升发。盖同是果实，又有皮肉仁核之分：皮肉在外，容有升散之理；仁核在内，则专主收降，断无升散。是以牵牛子、车前子，皆兼降利；荔枝核、山楂核皆主降散；白蔻仁、西砂仁味虽辛，而究在温中以降气；柏子仁、酸枣仁功虽补，而要在润心以降火；至于杏仁之降气，桃仁之降血，又其显焉者也。

问曰：药之茎身，在根梢之间，居不升不降之界，自主于和。然亦有偏于升、偏于降者，何也？

答曰：此亦视气味之轻重，以定之也。若形既居上下之交，而气味和平，则不升不降，一主于和。藿香身、紫苏身，气味和平，所以专主和气。藿香味甘，则和脾胃之气。紫苏味辛，则和肝肺之气。可升可降，皆以其为草之身茎故也。竹茹象周身之筋脉，则能和筋脉。松节象人身之骨节，则能和骨节。白通草象人身之膜油，故能通达膜油，上可通乳，下可通小便。皆是茎身主和，可升可降，各从其类之义。至于苇茎，中空而直上，且其味淡，故属气分，功专于升。《金匮》用以吐肺中之脓，正取直上透达之义。荷茎中空，而气味淡，从水底而上出于水，故能升达清阳之气。葱白中空而气味烈，则升兼发散。此皆茎也，气味皆轻清，故皆主升。他如木通茎亦通透。然系藤蔓，形与一茎直上者不同，且味苦泄，故主下降而通利小便。苏木者，木之身也，色红味咸，象人身周身之血，故主于行血。秦皮者木之皮也，象人身之皮，味苦兼降湿热，故仲景用治皮肤发黄之证。棕皮丝毛如织，象人脉络，味涩能收降，故用治吐血、衄血，以降脉络之血。血竭、乳香树身之脂，象人身之脓血，故治人身疮脓等病。杜仲柔韧，象人筋膜，色紫黑，味纯厚，故入肝肾，以强人身之筋骨。凡此之类，岂能尽举，或升或降，或补或和，各别其气味形质而细分之，则用之自然中肯。

问曰：论药单言枝叶，而不论花，何也？

答曰：花即赅于枝叶类也，枝叶主散，故花之性亦多主散。

问曰：芙蓉花何以不主散而主收，旋覆花何以不主散而主降？

答曰：此亦视其形气而定之也。芙蓉秉秋金之气，而质又胶枯，故能收敛，为箍疮妙药。旋覆花滴露而生，花又微咸，故主润利去痰。他如枇杷叶之利，槐枝之清，皆随气味偶然异用，非枝叶花之本性也。故凡花多散头目之

邪，头目居上，而花居茎梢之上，气更轻扬，故多归头
目，而散其邪也。甘菊花气香味平，散头目之风邪。金银
花散阳明头目之风热。辛夷花散脑鼻内之风寒。密蒙花散
眼内之风邪。总见花在梢上，故上行头目。若夫叶在四
旁，则主四散，故能去周身皮肉内之风寒。竹叶能清肌肉
中之热，仲景竹叶石膏汤正取竹叶之散也。菊叶为治疮要
药，亦因其性散，去肌肉中之风邪也。豨莶叶亦然。但菊
叶小而多尖桠，故主散疮。豨莶叶大有毛，性专重在叶，
专得风气，故古有豨莶膏主去周身之风。荷叶能散皮肤之
热，桃叶能散血分之寒热，苏叶能散气分之寒热。盖凡草
木之叶多得风气，故多主散。周义所谓风以散之也。叶大
有芒角，如八角风、苍耳叶、巡骨风之类，皆叶大而有芒
角，均主散风。凡枝多横行故主四散，及达四肢。紫苏旁
枝散胁肋之结气，桂枝行四肢，桑枝、桃枝、槐枝皆行四
肢，皆取横行四达之象。

问曰：药有用根、用苗、用首、用尾、用节、用芽、
用刺、用皮、用心、用汁、用筋、用瓤，其用不同，请详
言之。

答曰：此无他意，只取药力专注处，以与病相得而
已。有如麻黄必用苗，以其苗细长中空，象人毛孔，而气

又轻扬，故能发汗，直走皮毛。亦有时用麻黄根者，则以其根坚实而味涩，故能止汗。苗空则通，根实则塞，亦阴阳通塞、互换之理。常山用苗，取其上透膜膈，以导痰上出。商陆用根，取其内透膜膈，以导水下行。用苗者则升，用根者则降，升降异用，亦各从其类也。当归有用首尾之别，首之性升，故主生血，尾之性降，故主行血。地榆有用首尾之别。首之气味厚，故行血更有力；尾之药味薄，故行血之力轻。用节者，如松节治人之骨节。牛膝其节如膝，能利膝胫，以其形似也。藕节中通，能行水，故用以行血分之湿热，而能清于血。藕在水中，节又结束极细，而其中仍能通水气，用治淋症尤宜。淋是水窍通而不通，藕节在水中不通而通，且色能回紫变红，又入血分，以治淋证尤宜。用芽者取其发泄。如麦本不疏利，而发芽则其气透达，疏泄水谷，以利肝气。谷本不能行滞，因发为芽则能疏土，而消米谷。黄豆发芽则能升达脾胃之气，故仲景薯蓣丸用之以补脾。赤小豆发芽则能透达脓血，故仲景赤豆当归散用之以排脓。用刺者有两义：攻破降利用皂刺、白棘刺是矣。二物锐长，故主攻破。设刺不锐而钩曲，刺不长而细软，则不破利而和散，能息风治筋。如钩藤刺、红毛五加皮、白蒺藜之类是也。盖勾芒为风木之神，物秉之而生钩刺芒角，故皆能和肝木，以息风治筋也。用皮者，以皮治皮之义。故姜皮、苓皮、橘皮、桑皮、槟榔皮，皆能治皮肿。用心者取其以心入心之义，故桂心以温心气，茯神木用以安心神，莲子心用以清心火，竹叶心亦能清心火，是皆以心入心义。其用汁者，或取象人之水津，如姜汁、竹沥以去痰饮，从水津治之也；或取象人身之血液，如藕汁、桃胶以清瘀血，从血液治之也。用筋者，如续断多筋，故续绝伤；秦艽肌纹左右交缠，故治左右偏风、筋脉疼痛之症；杜仲内有筋膜，人身之骨连于筋，筋连于膜，杜仲之筋膜能伸能缩，极其坚韧，故能坚人之筋骨。竹茹象筋脉，则清脉络之热以和血。橘络、瓜蒌皆能治胸膈间之结气，取橘之筋络，蒌之膜瓤，有似有胸中之膜膈，故治之也。橘皮、腹毛形圆而色有似人腹之象，故二物又治人大腹之气，皆取其象也。各物略有不同者，又在气味各别，故各归其脏腑，而主治亦异。药难尽举，当通观之。

问曰：仲景用药有十枚、十四枚、三枚、五枚等法，似其取数，亦自有理。今本草中亦有以数得名者，如三七、三棱、八角茴、六神曲、五加皮、两头尖之类，既以数得名，岂不以数为治耶？

答曰：天地间物，不外气数二者，而实则数生于气，气多者数多，气少者数少，得气之先，则其数居前，得气之后，则其数居后。故水生于天一，火生于地二，得气之阳则数奇，得气之阴则数偶。故河图五行之数，互为生成即其数，便可测其气也。至于用药十枚、十四枚、五枚、一枚之法，不过量药多寡以成其剂。非以此数，便乃握造化之权也。若天地生成而有此数者，如三棱、三七、八角茴、五加皮等，又因秉气之阴阳，以成其数之奇偶。辨约者即可本其数之奇偶，以定药之阴阳。非其数能治病，实因其数而知其药所主治也。三七之叶，非三即七，其数不爽，盖秉木之气，故得三数，秉火之气，故得七数。与《河图》木火之数相合，木火之脏属肝与心，于人身司血。三七叶青，而有红筋，亦是木火之色，故其根能化瘀行血，只完其心火生血，肝木统血之令而已。能知三七之名义，则其性已得。三棱色白苦温行气，诸书皆用以破血中之气。以其苗叶与根，均作三楞之状，三为木数，故能入肝之血分。色白属气，味苦温，主行气，故能破气，为血中行气之品。八角茴气温，得木之气，八又木之数也。其能温中者，亦是以木疏土，木邪退而土自受益，为补土温肝之药。今人作酱，必加此料，既香且温，洵合胃气。六神曲配方之色，合六药腐化，而为神曲。土能化物之义，土奇旺于四方，而四方又归于中土，故六药腐而为曲，功专入脾胃，消化水谷。两头尖系雄鼠屎，鼠性能穿墙穴，而其屎又两头锐利，知其寓有攻利之性在，故主攻破。此皆即其数以明其气，而主治自然不谬。又如人参一药，张景岳解为阳药，陈修园解为阴药，谓阳药者以其益也，谓阴药者以其生津也，二人异论皆因未即人参之气与数而合考之耳。余友姚次梧亲到辽东见种人参者，皆于深林湿润处种之，可知其秉水阴之气而生。然其生也茎必三桠、叶必五加，三五阳数也。据气与数合论之，则知人参生于阴而成于阳。盖润湿深林阴也，一生人参，即成其为三五之数，则为阳矣。人身之气阳也，而生于肾水之中，由阴出阳，与参之生于阴而成为阳者，盖无以异，故参为化津补气之圣药。盖即其数知其气，而人参之本性乃见，至于色白入肺，味甘入脾，微苦生津，微温益气，其说犹浅。

问曰：神农以本草名经，而其中多及金石，递于禽兽、昆虫，何也？

答曰：草木最多，故以为主名。但草木虽备五行，然其得甲乙之气较多，于人之五脏六腑、气化或未尽合，故又济之以金石、昆虫。而禽兽血肉之品，尤与人之血肉相近，故多滋补，比草木昆虫金石之品更为见效。草木植物也，昆虫动物也，动物之攻尤甚于植物，以其动之性本能行，而又具攻性，则较之植物本不能行者，其攻更有力也。鳖甲攻破肝气，去癥瘕。穿山甲性能穿山，从地中出，故能攻疮脓使之破，又能攻坚积使之散。水蛭锐而善入，又能吮血，故主攻血积。虻飞而食血，故主行上下之血。但动物皆血肉之品，入血分者多，故以上诸药皆主攻血。惟鳖、山甲得金水之性者，尚能兼攻气分耳。动植之物性皆不镇静也。惟金石性本镇静，故凡安魂魄、定精神、填塞镇降，又以金石为要。金箔能镇心神，心神浮动，赖肺气以收止之。故《内经》言：肺为相傅之官，以辅相其心君也。黄金本肺金之气，以镇静其心神，与相傅之镇抚其君，无以异也。朱砂之镇补心神，则直归于心，以填补之。龙骨亦重，能潜阳气，故亦能镇心神。白银能定惊，小儿惊风、孕妇胎动多用之，乃是以肺金平肝木，以重镇制浮动也。赤石脂、禹余粮石中之土，又具涩性，故以之填涩肠胃。铜乃石中之液，色赤象血，故能入血分，性能熔铸坚凝，故能续接筋骨，为跌打接骨之药。自然铜有火自熔，入血分熔铸接骨，尤为异品。此等皆草木昆虫所不逮者也。至于禽兽血肉与人无异，多能补益。猪肉性平，则以为常食，而油润之功专于滋燥。牛肉性温，则能补脾胃。鸭得金水之性则肉能滋肺。鸡得木火之性则肉能温肝。羊肉膻而温肝，羊肝尤能入肝，以散结气。猪肝亦然，性比羊肝更平。盖猪为水畜，以水生木，故能治目疾。猪肾入肾，脊髓入髓皆是各从其类。猪之油网象人身之油网，而其上之胰子油更属润油，且归油膜，用为引导治油膜之疾，并治膈食肠枯之病。仲景猪膏发煎治燥屎，即此意也。猪肤是猪项皮，仲景以之治咽痛，亦取其引归于项之义。兽之灵异无如鹿，其宿以头顾尾能通督脉。督者肾脉，坎中一阳之主脉也。鹿生北方，得坎中一阳之气，故其督脉旺，而脊与脑髓极足，是以上发而生角，每年一换。初生则为鹿茸，茸之精气极足，为补髓强精壮阳益血之圣药。但其性上行，凡是血逆、火逆者不宜用。惟血虚火弱阳不举、气不上者，乃为合宜。鹿胎则浑然无气，归下焦而不上行，为种子益肾，补胞宫之妙药。龟之性伏，而其精在板，能通任脉。任为离中之阴，以下交于督，合为既济之象。故龟板益阴以滋心肾，与鹿茸确是对子。虎骨有猛力，故强筋壮骨。虎啸风生，风从虎，故虎骨为治中风风痛之药。兽可食者多，兹其尤功效者。凡此金石禽兽诸品，能助草木之所不逮，故本草兼用之。

卷 下

问曰：《雷公炮炙》一书，专以言制药之法，若有不制，则不可用之意。而仲景用药则或制或不制。五方风气不同，四川皆用生药，广东皆用制过之药，孰得孰失，请详言之。

答曰：《雷公炮炙》一书为本草门中添一别解，欲以炮制二字争胜于各家本草，故几于药不炮制便不可服也。广东药肆，炫其精洁，故炮制太过，药力太薄。四川药贱，虽极力炮制，亦不能得重价，故卖药者无意求精。然皆偏也。药有当生用者，乃一定之理，未可一律论也。如仲景炙甘草汤取其益胃，则用炙而气升。芍药甘草汤取其平胃，则用生而气平。甘草干姜汤、侧柏叶汤其姜皆炮过，则温而不烈。四逆、理中则干姜不炮，取其气烈乃能去寒。附子古用火炮，正是去其毒也，或解为助附子之热，非也。予四川人知，四川彰明县采制附子必用盐腌，其腌附子之盐，食之毒人至死，并无药可解，可知附子之毒甚矣。然将腌附子之盐入于竹筒中，用火烧过则无毒。

入补肾药，又温而不烈，反为良药。据此则知仲景炮附子亦是制其毒也。其用生附，又是以毒追风，毒因毒用。一生一炮，有一定之理。读《金匮》者可考而别之。葶苈不炒则不香，不能散，故必炒用。苏子、白芥必炒用，与此同意。半夏、南星非制不用，去其毒也。礞石必用火硝煅过，性始能发，乃能坠痰；不煅则石质不化，药性不发，又毒不散，故必用煅。山甲不炒珠，则药性不发。鸡金不煅，其性亦不发。古铜钱、花蕊石均非煅不行。乃世不察，而今言炮制，有朱砂亦用火煅者，不知朱砂中含银水，煅则水走，失朱砂之性矣。地黄用砂仁生姜酒煮，反寒为温，殊失药性。童便煎作秋石以为滋阴，实则大咸走血，反能发热，毫非童便本性。熟地烧炭则燥，安有滋润之功？若银花炭、槐花炭，轻虚之质，火气之余故反能退火，与熟地炭有别，此最当审，未能尽述。大抵性平之药不可太制，以竭其力；性猛峻有毒者非制不堪用，且有制得其宜，而功益妙者，是在善于审量也。有如大黄直走下焦，用酒炒至黑色则质轻味淡，能上清头目，不速下也。独黄丸杂以他药，九蒸九晒，清润而不攻下，名清宁丸，真有天得一以清，地得一以宁之意。巴豆悍利，西洋人烘取去油，变其辛烈之味为焦香，名曰咖啡茶，消食利肠胃，并不攻泻，真善制巴豆者也。外科用巴豆为末，加雄黄炒至黑色，为乌金膏，化腐肉，妙不伤好肉，皆是善于制药之法。总之，用其长而去其短，善炮制者也；损其长而益其短，不善炮制者也。

问曰：本草明言十八反，半蒌贝蔹及攻乌，藻戟遂芫均战草，诸参辛芍反藜芦。又有十七忌、十九畏，宜恪守乎？

答曰：性之反者，如水火冰炭之不容，故不可同用。然仲景有甘遂、甘草同用者，又取其相战以成功。后人识力不及，总以不用为是。至于相畏相使，可不必论，相忌亦难尽拘，然服麻黄、细辛忌油腻，服蜜与地黄忌葱白，服黄腊忌鸡肉，此皆大不宜者，在所当忌，不可不知。

问曰：本草有引经之药，如羌活、麻黄入太阳经，白芷、粉葛入阳明经，柴胡入少阳经，白芍入厥阴经，甘草入太阴为引经报使，细辛入少阴经以为引经入使，用药之捷径也，有是理乎？

答曰：分经用药，为仲景之大法。故《伤寒论》以六经括病，诚为治病用药，一定之门径也。惜引经之药拘守数药，未能尽妙。盖本于天地之六气，而生人身之脏腑，然后生经脉，即有气化往来出入于其间，不得单于经脉论之。果能将脏腑气化经脉合而论之，以求药性之主治，则得仲景分经用药之妙，岂守引经报使之浅说哉！有如葛根，仲景用治太阳痉病，而后人以为阳明引经，皆未深考耳。吾所论各条已寓引经之义，通观自明，兹不再赘。

问曰：六经六气本于《内经》，明于仲景，能知经气，则病药之理悉具。六气者，风寒湿燥火热也。治风之药有寒有热，治湿之药有寒有热，治燥火热三气之药，又似混同而无则，何也？

答曰：火者地气也，热者天气也，寒者天气也，湿者地气也，风者阴阳相应之气也，燥者阳阳消耗之气也，故有不同。

问曰：六气之论未有如是之说者，益滋疑矣，试详言之，请先问风气。

答曰：西洋天学家言空中之气有冷热二种，故能起风。因空气热则涨而上升，他处冷空气即来补之。试于室中加热，门之上下各有孔，则上孔之气必外出，下孔之气必内入，成风之理与此同也。因此能成两种风，一为自冷处吹向热处之风，如热带内气候常热，则气涨而升，南北两极气候常冷，则南北两极生风吹向热带去；一为自热处吹向冷处之风，会于热带，乃复散而回转，吹向冷处，转回两极，二者旋还不已。中国冬日则热带在南，故风从北吹往南去，夏日则热带转北，故风从南吹回北方。余按吹往南者是阳极而阴生，以阴从阳，如周易之巽卦是矣。周易巽为风，正是阳极于上，阴生于下，热带在南，而风生于北，故其卦二阳在上，而一阴在下也。吹往北者是阴极而阳生，以阳复阴，如周易之震卦是矣。周易震卦不作风解。然《内经》云：东方生风，在周易震卦属东方，二阴极于上，而一阳生于下，应春风阳回阴退之象。春分热带渐移向北，其风均从热带吹至北来，春夏所以多南风也，阳回阴退，于卦象震，震东方也。故《内经》言：东方生风，其义颇确。

问曰：人身之肝木司风气，不应巽卦，而应震卦，与《内经》合，而与《周易》不合，何也？

答曰：周易巽卦是冷处吹向热处之风，乃烈风暴风，非人身之和风，中人则为中风、抽风，于风为常象，而于人为变病，非人身和畅之风也。《内经》所指东方生风，风生木，木生酸，酸生肝，肝主人身之风气，则是阴退阳回之象，与震卦合德，故论人身肝木司风之气化，当从《内经》东方生风之说。盖风者东方之气，于卦为震，上

二阴而下一阳，即阴极阳生之象。在人属厥肝经，厥者尽
也、逆也，阴尽而阳生，极而复返，故曰厥阴。所以《内
经》言：厥阴中见相火，是阳生于阴中，有象乎震，而成
为肝主风木之脏。其体阴而其用阳，阳有余则生热风，阴
有余则生寒风。故凡中风伤风，或为热风，或为寒风，或
热深厥深，为外寒内热，或阴搏阳回，为左旋右转，皆系
风木本脏之病。或发于四肢，或上于巅顶，是又厥阴经脉
之病。今且将药逐论之。肝之经脉与胆经同路而行，但分
表里，然皆由身侧上项入脑，至巅顶。故凡柴胡、蔓荆能
引少阳经者，皆能引入肝经，以上于头，而散风邪。苍耳
有芒角，得风气所生之物，乃应东方勾芒之象，其质又
轻，故入肝经散头目之风，而味苦，又兼清热。钩藤有钩
刺，亦入肝经，然系枝蔓，多主四达，故治肝筋脉之风
热。巡骨风、五加皮皆有毛，性辛温故能散肝经之风寒，
祛周身之痹痛。川芎气温，温者阴中之阳，恰是风木本
气，故入肝经；其气走窜，而根性又主上升，故能至于巅
顶以散风寒。亦有性不上升而能上治头痛者。仲景头痛如
破用吴茱萸，此物速降，性不上头，然能降肝胃之寒，使
不上充于头。此为治脏腑，而经脉自治也。天麻有风不
动，无风独摇，其摇者木之和气也，其不动者金之刚气
也。气微温木也，味微辛金也，是木受金制，金木合德之

物。一茎直上，子复还筒而归根，所以能通阳和阴，治头目，定惊痫。夫子复还筒而归根，正如西洋所谓风起于冷处，吹至热带，复还而吹向两极也，故以天麻为治风正药。夫人得闲气而生者为奇人，药得闲气而生者为奇药。如天麻之木得金性，是闲气也，故为治风妙药。白头翁亦无风独摇，有风不动。盖白头翁通身有毛，一茎直上，与天麻同，知其皆得风木条达之气，故无风能摇；其色纯白，是得金性故有风不动；但其味苦是治热风之妙药。仲景治产后中风及痢疾后重者，是取其息风火达肝阳也。羌独活皆一茎直上，有风不动，但味太辛，气太温，能散寒风，力甚于天麻，而兼能燥湿，不如天麻之刚柔得中也。桑寄生味酸枝繁，具木之性，而生于桑上。桑者木中之金，寄生附之，独得金木之间气。且根不黏土，纯感风气而生，为清散风木之妙药。僵蚕得风而僵，故治风痉等症。风淫末疾，四肢麻木疼痛，用桂枝以散寒风，用槐枝、桑枝以散热风，以枝横行，故能四达。肝主筋，风在筋脉，用秦艽，有筋纹者为引，味又辛散，故能温散筋脉。续断亦有筋，故皆主治筋脉，但秦艽纹左右扭转，利于左右相交。续断筋纹如骨节相连，故主接筋骨，去骨节间之风寒。杜仲有膜坚韧而不断，象人身之筋膜。盖人身两肾之中一条白膜，上生而为肝中之大膜膈，由肝肠串

插，生出肉外，包周身之瘦肉。其瘦肉两头则生筋，筋又
着于骨节之间。杜仲有膜象人身之筋膜，故入肝肾，强筋
骨也。肝脉下走足，脾又主筋，干湿脚气皆筋受病。《内
经》云：风胜湿，肝失风木之令，不能疏土，故湿流注。
所以西医言：凡是脚气其尿必酸。木瓜酸收去湿，故治
之。苡仁但治湿，宜兼风药治之。虎胫骨辛温，以金平
木，治风寒脚气。风从虎，虎应西方七宿，金制木也。干
脚气是风热，宜阿胶、龟板、地黄益阴气，使阳不动，以
还其厥阴之木体。玉竹柔润息风亦是此意。故谚云：治风
先治血，血行风自灭。血足则肝阳不动而风自息。痛风症
亦有寒风，有热风，伤热风则走痛，风鼓动而血不静也；
伤寒风则痹痛，血寒凝而气不通也，均责其血。观仲景红
蓝花治风气百疾，则知治风先治血之理。虫感风化，凡疮
癣有虫者皆是血留滞，遇肝风熏发则化虫。故用荆防以散
风，归地以和血，外用椒矾以杀虫。痨虫生于脏腑，瘀血
得风而化者也。鳗鱼蛇类，又曲直形长，是得木气，居水
色白，是又得金气。据其形色论，是木遇金水而化生者
也。痨虫属风木所化，遇鳗鱼之气味则感金水而消化矣，
故治痨虫。其骨能熏蚊化为水，此皆秉间气而生之灵物
也。獭肝亦然，其数应目，专得金水之精，故化风木所生
之痨虫，皆治风木所化者也。若风从湿化而生之虫，如仲

景吐蛔，用乌梅丸，是治风湿之虫也。乌梅以敛阳，花椒以化阴，而风湿之虫自化。观乌梅丸寒热互用，则知阳动阴应则风生，反阳入阴则风息。故阳气怫郁之微风宜散，薄荷、荆芥、防风、紫苏、柴胡之类是矣；阴遏抑之暴风则宜温，附子、川乌、白附子之类是矣。六经惟厥阴经阴中有阳，故有热深厥亦深之病，风温重证往往有此，法当但清其热，犀角、羚羊、牛黄以透达之。外寒内热，此如西洋所说热极于室中，则引寒风入户穴之义。故但当撤其热，而风自不来。筋缩抽扯者，热风也，宜羚羊角。此物角挂树梢，身悬而睡，知其筋最直，角尤其精气所在，故性微寒，功专舒筋。左右抽掣者，正如西洋所说，热带往南则北风至，热带往北则南风至，循环而不能息也。故以秦艽之左右交者为引，以虎睛之能定风者为治。左右偏风理皆如此。定风如白头翁、天麻、羚羊皆可用之。筋缓不收，又是寒，必风也，宜桂附，论者不可稍混。

问曰：药之温者入肝，而药之大热者又直入肾，何也？

答曰：此正足见厥阴主风，属阴中之阳。凡气温者，恰是阴中之阳也，故入肝，巴戟、茴香之类是矣。少阴主热，系积阳之气，故性大热者，直入下焦膀胱肾中，附子是也。

　　问曰：治风寒之药？

　　答曰：寒者水气也，水属北方壬癸，在卦为坎，在人属肾。《内经》云：诸寒收引皆属于肾。肾之腑为膀胱，代肾司化，是为寒水之府，经名太阳。《内经》言太阳之上，寒气治之，寒者，太阳膀胱之本气也。夫坎中一阳，实人身元气，寄于膀胱水府之中，化气而上行外达，为人身卫外之气。名曰太阳，阳之大者也。阳气卫外，安得有寒？其有寒乃阳气不伸，而寒水独胜，于是乎有寒病矣。冬月水结成冰，即是水中之阳不伸，是以纯阴互结而为寒。人身膀胱水中之阳气透膜膈，出肌肉，达皮毛，则能卫外而不受寒。寒主收塞，故受寒则闭其毛孔，汗不得出；发热者，内之阳不通于外，而凑集皮间，遂郁而发热；阳为所遏，故愈恶寒。法用麻黄通阳气，出于毛孔，汗出而寒去。麻黄茎细丛生，中空直上，气味轻清，故能透达膀胱寒水之阳气以出于皮毛，为伤寒要药。后人用羌独活代麻黄，羌独活根深茎直，能引膀胱下焦之阳以达于经脉，而发散其表，惟味辛烈较麻黄更燥，兼能去湿，不似麻黄轻清直走皮毛。薄荷亦轻清，但薄荷升散在味，故力稍逊。麻黄升散纯在于气，故力更峻。葱管通阳，与麻黄之义同。然麻黄茎细象毛空，葱茎粗象鼻孔，故葱能治鼻塞。辛夷花亦升散鼻孔、脑颈之寒，又以花在树梢，尖皆向上，故主升散。荆芥性缓于薄荷，紫苏亦然，二物皆色赤，能入血分，味辛香，能散寒，故皆主散血分肌肉中之寒。人身外为皮膜是气分，内为肌肉是血分。寒入血分，在肌肉中堵截其气，不得外出以卫外为固，故毛孔虚而汗漏出，法当温散肌肉。桂枝色赤味辛散，入血分，故主之。枝又四达，故主四肢。紫苏性同桂枝，然较轻，不如桂枝之大温。防风以味甘入肌肉，气香而温，故散肌肉中之风寒。皮与肌肉之交有膜相连，名曰腠理。柴胡茎中白瓤象膜，一茎直上，能达清阳，故治腠理之寒热也。荆芥得木火之势，入少阳经，亦能发腠理之寒热。肌肉中寒凝血滞则为痹痛，仲景名曰血痹，是指血分而言。故五物汤用桂枝、当归四逆汤用桂枝，以温血分。后人用羌独活、荆芥，不及桂枝力优。寒入于筋脉或拘急不能屈伸，或弹缓不能收引，或疼痛不可忍耐，总宜续断、秦艽引入筋脉。寒入骨节，腰膝周身疼痛，手足厥冷，宜附子以温肾。肾主骨，用细辛以引经入骨驱寒。寒循太阳经发为痉，用葛根引麻桂循经脉以散之。寒入脑髓，名真头痛，用细辛以引经上达，用附子以助阳上行，皆从督脉以上入于脑也。肝脉亦入脑髓，故仲景用吴茱萸治脑髓寒痛。鼻

孔通脑，故北人以鼻烟散脑中之寒。西洋有用药吹鼻，以
治脑髓之法。又西医云：脑筋多聚于胃。故白芷、辛夷皆
从胃能达脑以散寒。寒由皮毛入肺，闭肺之窍，则鼻塞，
薄荷、辛夷治之。肺主行水，寒伤肺阳，水不得行，则停
胃而为饮，上逆气咳，仲景用细辛以行水，用干姜以散
寒，用麻、桂以驱寒外出，小青龙汤是也。但温肺而不兼
胃治者，则用甘草干姜汤，其姜炮过，则轻而上浮，故但
温肺。后人用白芥逐水，陈皮降气，冬花温肺，苏子降
气，皆是仿仲景小青龙汤，以辛温去肺寒也。总之膀胱主
寒水，内含坎阳，阳气升，则水化而下，无寒气矣。阳气
不升，则水停不化，为寒饮。故用细辛以达水中之阳，用
附子以助水中之阳，用干姜以温土中之阳，阳出则阴消，
而寒饮之水自化。寒水犯中宫，上吐下泻，为霍乱洞泄，
干姜温中，故主之。砂仁、白蔻、良姜亦治之。凡去寒必
兼利水，以寒即水之气，去水即是去寒。大寒纽结作痛，
阳气不通，用乌头、细辛、川椒、小茴、吴萸，助肾阳兼
达肝阳，阳气畅，则寒散痛止。四肢逆冷者，由于肾阳不
达，附子温水中之阳，故治之。故纸温肾，但能温敛而不
伸达，故但治腰痛，而不治手足逆冷。肉桂本木火之气，
大辛入下焦，火交于水，则阳生而寒水自化，故肾气丸用
桂附，温补坎阳以化气行水，寒在腰肾精冷者，宜之。寒

在膀胱水停不化，名曰蓄水，用苓泽以利之，而尤必用桂枝以宣水中之阳，五苓散是也。乌药色紫入血分，又气温入肝，肝主血室，故乌药入血室以散寒。《本经》言治膀胱肾间冷气，即指血室中之冷气也。凝血作痛用艾叶，亦是秉木火之气能入血室也。寒水凌心，必用桂枝、远志、公丁香以宣心阳。寒挟肝风则生蛔虫，侮脾土，则用川椒、姜、附以温肝。若硫黄石中之液，而能燃，是水中火也。其味酸是得木味，水中之阳，发则生木，故味酸而能燃。是为水中之火，为温下焦肝肾之猛药。天生黄，生于云南，下有硫黄，上有温泉，泉气熏岩结成天生黄，真水中之阳气所化，纯而不燥。然人之阳气上达则归于肺，天生黄生在岩上，故为温肺妙药，不得作硫黄本性论也。夫热药具辛味者，虽大温犹不至烈，以得木性而未得木味，非纯于生火之性，故不烈。惟温而味酸，则既得木性，又得木味，纯于生火，故性烈，硫黄、砒石是也。

问曰：病有上热下寒，外热内寒，当用何药？

答曰：此以在下在内之寒为主，用姜、桂、附而兼胆汁、人尿、麦冬、牛膝等，以抑之使下。

问曰：病有内热外寒，下热上寒，又当用何药？

答曰：此以在下在内之热为主，用芩、连、知、柏，而兼生姜、桂枝、薄荷、荆芥、葱白以引之使上，要在用药之妙，未可责效于一药已也。

问曰：五行惟土主湿，李东垣重脾胃，专于燥土去湿；而仲景治太阴，不专用燥药，何也？

答曰：东垣知已成之湿，而不知湿何由生，则以为土不治水也。岂知湿者土之本气，先要解得土字，然后解得湿字。金木水火各居四方，而土属中央，中者四方之所交，央者阴阳之所会。诗夜未央，言天未明，是阴未会于阳之义。鸳鸯鸟不独宿，字从鸯，取阴阳交会之义。盖阴阳二字双声合为一音，即央字也。土居中央者，是阴阳相交而化成。盖水以火交，遇木则腐而成土，遇金则化而归土。故河图之数，一水二火，三木四金，土居五行之末，独能旺于四季。盖水火木金交合成土也，故土于四季皆旺。夫五行名为土，是就其形论；六气名为湿，是就其气论。气之所以湿，亦止是水火木金交后而成，未有腐质，金含水润，故皆能生土生湿。究竟金木之气交少，而水火之气交多。夫火不蒸水则为寒水，非湿也；水不濡火则为烈火，亦非湿也。譬如甑中有米，无火以蒸之则不湿，无水以濡之亦不湿，必水火相交而后成为湿矣。长夏之时湿

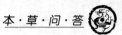

气用事，正阴阳交姤之时，水火相蒸之候，故当夏月墙壁
皆湿，而人之湿病多感于此。人之脾土本天之湿气，为心
火肾水交会而成，能化物运四脏皆功在湿也。胃以燥纳
谷，全借脾之湿以濡之，而始能化。脾生油膜上，腹中之
物既化为汁，则引入油膜达于各脏，而充周身。长膏油，
主润泽，皆其湿之功用也。顾脾气不及则为燥，而太过又
反病湿。所以《内经》言：脾主湿，又言脾恶湿。故凡湿
病皆以治脾为主。水火相蒸为湿，故湿之病水火兼具。治
湿之药其性皆平，正是水火兼能治之也。茯苓、扁豆、苡
仁，其味皆淡，是为利湿正药。湿甚则土困，故利湿即能
健脾。莲米、芡实微甘而涩，能收湿气，故健脾。白术有
油，以补脾之膏油，而油又不粘水，故能利水；气香温，
亦主利水，又能升发，使脾土之气上达，故白术为补脾正
药。苍术气温而烈，故带燥性，补胃不补脾，且色苍，得
木之性，更能疏泄，为治寒湿之品。夫湿兼水化，水化有
余，为湿兼寒，病则腹胀溏泻。花椒辛温以散寒湿，能杀
湿化之虫。吴萸辛烈，去湿尤速。白蔻、干姜等皆治寒
湿。吞酸吐酸有二病：一是寒湿，宜吴萸、苍术、桂枝、
生姜；一是热湿，宜黄连、黄柏、黄芩、石决明、青皮、
胆草等药，微加吴萸、花椒以反佐之。夫酸者湿所化也，
湿挟热而化酸。如夏月肉汤经宿则酸，有冰养之则不酸；

麦麸发热则成醋而酸，皆是以热蒸湿而酸也。故黄连等苦燥之品正治其热化之湿。其一是寒湿，又如菜入坛腌则化为酸，是为寒化之湿，吴萸等辛燥之品正治其寒化之湿。湿注于脚，则为脚气肿病，西医言脚气病，其尿必酸，知是湿也。凡脚气寒湿者多，宜以温药为主，再加木瓜、苡仁、牛膝为引导，所以利脚下之湿也。然而脚气亦有系热湿者，宜防己、黄柏、苍术、木通、胆草等苦降之品治之。湿积于脾则腹中胀，久则水多为鼓，宜逐其水。甘遂、大戟、芫花、牵牛功力峻猛，随用大枣、参、术、甘草以补脾土，去其太过，又恐损其不足也。脾停饮食则湿不化，宜神曲以散湿，枳壳、陈皮、木香行气以行湿。夫水火交而为湿土，人身之脾应之。白术温而有汁，正是水火相交之物，故正补脾经。黄精甘平有汁液，得水火气交之平，故正补脾经。山药有质色白，故补脾之水以补湿。苍术有汁而味烈，则扶脾之火以燥湿。赤石脂土之质也，能燥湿。橘、朴、槟榔之去湿，以木疏土也。桑皮、蒺藜之利湿，以金行水也。湿溢于腠理则肿，桑皮象人之膜故治之。防己中空，纹如车轮，能外行腠理内行三焦，能通水气。木通中空，与防己同，味苦泄，故均为行湿之要药。腰脚之湿，土茯苓、萆薢、威灵仙、苡仁，凡利降者皆治之。再宜随寒热加减，湿蒸皮肤为发黄，宜茵陈、秦皮、益母草，以散兼利者治之。膀胱不利，宜泽泻、车前、昆布、海藻，诸物多生水石间，故化膀胱之水，此清火利水，为治湿之法。湿与热蒸，则为暑。各书论暑不知暑之原，而分阴暑阳暑，与中热中寒热无异，非暑之实义也。陈修园以暑为热，而不知热合湿乃为暑。月令云：土润溽暑。惟其润溽，然后成暑。故治暑者必兼湿热二字，乃为得宜。夏秋瘟疫痢疟，皆感于暑，即湿热也。此断不可用燥药，燥则壅湿而不流；又不可用表药，用表则发热而湿蒸。惟一味清利，六一散虽轻，为清热利湿之正药。黄连苦能泻热，又能燥湿，亦为去暑之正药。伤暑发热，宜香薷以散皮肤之湿热。暑变瘟疫，石膏、黄连为主，已有专书，未能枚举。总之不可发表，但宜泻热利湿。伤暑变痢不可发汗，更不可利水，但宜清热，而湿自化，黄连、黄芩为主。伤暑变疟，贵于散湿清热，三焦膀胱之小便清则疟自除。土茯苓、猪苓、葛根、独活散湿以治太阳膀胱，黄芩、鳖甲、青皮、胆草清热以利少阳三焦，两脏兼治为宜。痰疟是湿积而成，常山苗能透达以吐之。疟母是痰与血合，鳖甲、牡蛎、山甲能破之。此湿之兼证也，未能尽详。又如五加皮引治皮肤，五苓散用桂枝以治寒湿，五淋汤用山栀以治热湿。要之湿为脾所司，脾之膏油连焦膜而彻内外，以达膀胱，所以治湿兼治各处。究湿之气，则水火合化者也，故有寒热二证。

问曰：水火合化为湿之说，唐宋后无此论，今虽明明指示，然犹未有物以验之，恐终不足信世也。

答曰：此不难辨。譬有咸鱼一条，天气晴久变而作雨，则咸鱼必先发湿。咸鱼中之盐即水也，其发湿者天热逼之，则水来交于火，以济其亢旱也。又如有干茶叶，一经火烘即行回润，是茶叶中原具润汁。但火不烘则不发润，一遇火烘即发润，此又是火交于水，即化为湿一验。

问曰：六气有火热，又有燥气，时医于三者往往混同无别，今请问燥之分别与治燥之药。

答曰：三者各别，未可并论。今子所问燥与火热迥殊。盖燥与湿对，湿为水火相交而化者也；燥者水火不交之气也。火不蒸水则云雨不生，水不济火而露泽不降，而燥于是乎成矣。水不润则木气不滋，而草木黄落。火不蒸则土气不发，而膏脉枯竭。究水火之所以不交则由于金性之收，收止水火，各返本宅，故神曰蓐收。令司秋月，草木枯槁，土泉涸竭，是为燥金用事之验也。人秉燥金之气者为阳明经，属胃与大肠。胃虽属土，而以燥为主，故与大肠统成燥金。金收而水火不交，是为燥，则燥者水火消

耗之气也。肠胃所以化饮食，皆以其燥能消耗之也。燥化
不足则不消水，为呕吐泄利，用半夏、陈皮、白术为主。
吴萸亦辛燥，熟于九月，正得燥金之气，故去水饮，以燥
胜湿也。苍术正燥胃土，砂仁辛涩，正入大肠，草果燥
烈，销瓜果之湿积。然此皆燥气不足之湿病也。若燥之症
病，则皆属燥气有余。盖有津液则不燥，无津液则燥，仲
景以存津液为主，正以治燥。其有火不蒸水，而津液不
升，如五苓散之有口渴证，宜用桂枝。理中汤之有口渴
证，宜用干姜。肾气丸之治下消证，宜用桂附。大便寒结
者，用当归之温润、用巴豆之辛润，皆是治火不蒸水之
燥。西医用蓖麻油通大肠，亦是温润之法，皆治寒燥者
也。此证最少。惟火燥之证最多，水不濡火则成火燥，血
液不流于下，则肠中干枯，膈食不下，粪如羊屎。宜黑
豆、脂麻、肉苁蓉、当归、麻仁、生地、山药生液以润
之。水津不腾于上，口干肺萎，痰郁咳逆，宜阿胶、贝
母、麦冬、天冬、紫菀、瓜霜、百合、白蜜、燕窝、白木
耳、蛤蚧、百药煎、玉竹、杏仁生津以润之。肺燥最难
治，以其体甚高，又属气分，阳津易达，而阴液难到也，
麦冬、当归、人参以治之。燥甚口渴，花粉、粉葛、盐梅
皆润生津。火太甚，有燥屎，急下之，用芒硝以润涤，用
大黄以攻利，此其攻下正是救津液，有津液则不燥矣。世

人但知下火，而不知是存津液正是救燥。然下之又能亡津液，故又有戒下者。他如噤口痢，津液不升故不纳谷，西医言是肠胃发炎，久则腐烂，按此正是水不濡火之极致。宜以黄连、生地为主，以白菊、花粉、黄芩为佐。又阴吹有燥屎，猪膏发煎，亦是润肠之义。风能胜湿，风伤血则筋燥，玉竹、当归为主。小便燥涩，车前仁、滑石、冬葵子、苁蓉以滑利之。妇人子脏干燥，仲景用甘麦大枣汤，此可借用地黄汤。心中乏液则烦，轻则柏子仁、枣仁以润之，重则鸡子黄、阿胶以润之。《内经》云：肾恶燥。肾精不足，宜枸杞、菟丝、熟地、龟胶、阿胶。又小便自利，大便反硬者，仲景用附子、白术，又是以火蒸水，通致津液之法。总之燥是水火不交之耗气也，故有寒燥、有热燥，而热燥尤多，则以其火就燥故也。

问曰：火热二者几不可别，而《内经》以火属少阳，以热属少阴。治火治热，用药当如何分别？

答曰：此不可辨，有如夏月天气亢阳，烈日当空，挥汗淋漓，此为热，乃天之阳也；有如燔柴炙炭，势若燎原，此为火，乃地之阳也。少阴心肾，系人之坎离。虽心属于火，亦如天之有日，积阳而成，非若丽木则明之火，故少阴不名为火而名热气者，从其本于天之阳名之也。此气虽属于心实根于肾，乃肾命门坎水中之一阳，交于心而成此热气。故中心烦热，仲景用黄连阿胶鸡子黄汤。阿胶得阿井伏流之水性，能伏水中之阳；黄连大寒，得水之性故去热；鸡子滋补心液。三味乃填离清坎之药，故治心内之热。栀子苦寒，有皮膈，象心包，内之子赤，正属心之色。其花白色，当属肺金，结子成赤，当属心火，是为从肺入心，正治心中烦热之药。《内经》言心为主君，而肺为相傅之官，以制节心君之太过。栀子花白子赤，正是以肺金而归制心火者也。故仲景治心中懊侬，必用栀子淡豆豉汤。豆为肾之谷，蒸发为豉，能升肾中水阴，以降心中之热。观此则知少阴心肾，均属热气，不作火论也。连翘有壳有子，亦似包与心中，气味轻清，为清热入心之品。莲心得坎水之气，上生于莲子心中，有似人之心中，故入心中清热。竹叶、寒水石、石膏均禀天水之寒气，故治一切热。地骨皮凌冬不凋，得水之阴，故治热。元参色黑入肾治热。热与火不同，有如大黄是治火之药，禀地气，入后天之血分者也。芒硝是治热之药，禀天水之气，入先天气分者也。紫雪不用大黄，而用石膏、芒硝、犀角、羚羊、寒水石、金箔，皆本天水之阴以清热也。牛黄清心丸有大黄入血分，有牛黄走膈膜，是入包络，则本地火之阴以泻火也。盖天之阳在空中为热气，附于木则燃为火。人之阳在心中亦为热，附于血分则归包络，合肝木而为火。知此则知热与火有别。心肾阴虚则生热，天王补心丹用二冬、二地、丹麦、元参，皆是益水阴，其济心中之热。骨蒸盗汗、痨热，是水气外泄，阳越而热，非火也，宜清润收降。地骨皮、丹皮、知母、黄柏、冬桑叶、归、胶、地黄、麦冬、元参皆益天水之阴，以清热也。知母叶至难死，拔之犹生，即此知其得水气多，故清气分之热。夫气属阳，血属阴，瘀血阻气则阳不入阴，亦蒸热汗出，宜破其血，使气得入于血中则不壅热。桃仁、丹皮为主，仲景䗪虫丸、温经汤皆主破血以通气，气通则热不蒸，此为治热之变法。诸疮兴起作脓，每每发热，乃是气来蒸血，气盛则血随气化而成脓。如不发热则气不盛，难于蒸脓，宜黄芪、桂、附以补气，助其发热而血乃化。痘证亦然。观此则知热属气分，与火之属血分者不同。故藕汁、梨汁、莱菔汁、西瓜、珍珠、水晶石、元精石、寒水石皆得水气以清热。

问曰：血属火，气属水，今云热属气分，何以心主热气而又能生血也哉？

答曰：心在人身，如天之有日，天阳生地火，故阳隧取日而生火，则附于木。心经化液而生血，则归于肝，所以肝与包络、胆均引相火。而少阴心与肾独主热气也。有相火助热之证，清用芩连，攻用硝黄，是治热兼治火也，有如夏既亢热，又添炉火之状。又有热助相火之证，如日晒火山，风扬炬焰之状，论证者当类推焉。夫以五脏论则心属火，以六气论则心肾均主阳热，而火当属之少阳，可分可合，总宜细辨。

问曰：天阳生地火，故心生包络之相火。包络之血下藏于肝，故肝寄相火，是木火一家之义也。乃包络与肝名厥阴经，统称风气，不称相火；而少阳胆与三焦，独言火，君火相火后世之说与六气不合，一气治之何也？

答曰：包络称相火，乃后世之说，非《内经》本义。《内经》只言膻中者臣使之官，喜乐出焉。谓相心布化，血脉畅则喜乐。凡人血足则不怯寒，可知血属热气不专属火，故肝与包络不称相火。惟包络与三焦通，故三焦之火能合于包络。肝与胆相连，故曰肝能化火。究竟火气全归于胆，乃是从木生出之火。胆系连肝膈，通膜网，即三焦也。胆火之化，全在三焦连网中往来，故胆与三焦同司相火。火逆呕苦，黄芩为正药，苦而绿色，故入胆也。柴胡得木气透达，使火不郁。荷叶亦能清散胆火，象震而味苦故也。青黛色青味苦，清三焦肝胆之火，质轻故清，治喉证。《内经》云：二阴一阳结为喉痹。二阴是少阴，主热，一阳是少阳，主火，热与火结则为喉痹。故治喉症，总宜去火，而兼清热也。蓝叶治肝胆之火，较青黛之性略沉。海金沙子结叶间，如胆附肝之象，而味苦，能清火，故为治沙淋等之要药。三焦与胆通，惟胆中相火结，三焦之水乃结，此药以结解结，故治之。五倍子亦子在叶间，而味带咸，故润降。润去肺之痰火实亦清胆，以其子在叶间也；又清三焦，以三焦根于肾系，五倍子咸，又能入肾故也。桑寄生附木而生，象胆附肝，味酸苦，得木火之味，能清胆火，治风热筋脉结等症。胆通三焦之网膜，外连于筋，寄生如藤附木，象人之筋也。龙胆草苦而根多，故主降胆与三焦之火。胡黄连中空，与黄芩均能走膜中空窍，而味极苦，正治相火，故主痨蒸。此与黄连之苦不同，黄连得苦之正味，故入心泻热；胆草、胡黄连得苦兼酸之变味，故入肝胆及三焦。夏枯草正秉春少阳之气而生，至夏则枯，味亦苦，正清肝胆及三焦之火。瘰疬者项上筋脉之结也。此草蔓生，象人筋脉，质轻浮走上焦，故治颈上之结。又取自枯，有消耗之义。青蒿色青味苦，正治肝胆之相火，其节中必生红虫，乃感风化而生之虫也，故青蒿为去风清热之药。人之痨虫皆肝气相火相煽而生，假血以成质，故必骨蒸乃生痨虫。青蒿节以虫杀虫，消瘀去蒸，借虫以攻血，借风气以散郁火也。防己味似龙胆，而中空能通膜网，故能清三焦相火，以利其水。栝蒌实，子有油而气烈，包有瓤而味苦，捣烂合用能解膈膜之痰火。山豆根色白味苦，入肺泻火。盖以金平木，则火不上而克金矣，故治喉痛。喉是少阴心与三焦之证，豆根治木火，是治三焦也。马齿苋叶内有水银，得金水之性也，味酸气寒，故能清三焦之火以利水。鲤鱼胆、青鱼胆以类入肝胆，味苦又生水中，正得水性，为治肝胆火之正药，故治喉、目。熊生于山，而毛兽秉风性，胆又极苦，故入肝胆清火，而治喉、目。地骨皮极厚，象人膜，味苦气寒，故清三焦之火。三焦与胆同司相火，然三焦之根在肾，肾中阳气上通，亦以三焦为路道，故肾能移热于三焦。地骨皮入土极深，得土下泉水之气，故能清肾水中之热，能泻命门中热也。

问曰：上言热与火异，今言肾生之热亦合于三焦之火，何也？

答曰：此可分亦可合，非截然分隔也。天之阳可以助地之火，地之火亦可以助天之阳，所以少阴之热可并于三焦肝胆，而三焦肝胆之火亦能入少阴心肾。故见暑热瘟疫，皆感于天之热气者也。其初发热口渴则但属热，用石

膏等以清之。其后并于三焦胆火入心包，则兼火，治宜牛
黄、黄连、黄芩、黄柏、栀子。牛黄系牛之病多生肝胆
中，或生心膈间，或生角中，能自行吐出。盖火发于肝胆
而走于膜膈，以达周身，故牛黄生无定处，皆是其膜膈中
之火所生也。因火生痰，结而为黄，是盖牛之痰积也。以
牛之痰积治人之痰积，为同气相求，以敌诱敌之妙剂。其
黄由火而生，故成为火味而苦。火之所生者土也，痰亦脾
土所化，故结为黄，且气香。以其成于土故色黄气香。土
成则火退，故用以退泻人身中之火气。香善走，故透达经
络脏腑而无所不到。其去痰者，火降则痰顺也。

问曰：何以知牛黄是秉火之性而生？

答曰：牛有黄，用火烘之，牛前置水一盆，欲饮不得，
则黄自吐出。因火之逼，思水而吐出，则知黄是火所生。

问曰：既系牛病，何以又为良药？

答曰：秉异气得间味故灵变，在牛为病而以之治人又
为良药。如乳香、血竭是树脂外注，亦树病也，而即以为
良药。僵蚕风死乃虫病也，而亦为良药。总以气化相治，
不可拘于形迹。

问曰：六淫外感之药既得闻矣，而七情之病生于脏腑内者，药当如何？

答曰：上所论之脏腑气化盖已略备，病虽发于七情，又岂离乎六经，会而通之可也。

问曰：外感内伤，古既分门，至今岂可缺论七情内生之疾，用药自当有别，尚求一一剖示之。

答曰：理止一贯，而病或百出，岂能缕陈。今子既请问无已，不得不举其大略也。可遵丹溪之法，分血气痰郁四字，以赅举之。然血气二者，予于卷首已详论矣，故吾不欲再议焉。

问曰：血气二者虽前文已论，然前系通外感内伤而言，今单论内伤，则不得不再详血气，请再为弟子申论之。

答曰：血者肾中之津液，上于胃，与五谷所化之汁并腾于肺，以上入心，化为赤色，即成血矣。心象离卦，汁液入心象离内之阴爻，化为赤血象离外之阳爻。故血者阳中之阴，水交于火即化为血也。西医谓血有铁气，用铁酒补血。余按铁本水金之性，当属肾经，血有铁气，即是肾水交于火而为血也。然或水气交于心，而心火不能化之，则亦不能生血。故仲景复脉汤既用胶、地以滋水，而又用桂枝助心火，洵得生血之法。西药用铁水必造作酒服，亦以酒属阳，能助心火也。西医知其当然，但未明所以然，今为指出血所生化之理，乃知当归正是补血药。其味辛温火也，其汁油润水也，一物而具二者，是水交于火所化之物也，恰与血之生化相同，故主补血。川芎辛温，得火之气味而无汁液，故但能助火以行血，而不能生血也。地黄有汁液，不辛温，故但能益水液，滋血之源，而不能变化以成赤色。桂枝色赤，入心助火，正是助其化赤之令。丹皮色赤，味苦泻火，即能泻血。白芍味苦能泻血，其色白故又能行气分之水。红花色赤能生血，而味苦又能泻血。桃花红属血分，仁在核中，又象人心，味苦有生气，是正入心中，能行血能生血。心中血液中含灵光即神也。神为血乱，则颠狂乱语，以行气者入心导之，则远志、菖蒲、麝香皆能开心窍。而丹皮、桃仁、干漆皆能去心血。又有痰迷心神者不在此例。血竭乃树脂注结而成，气香散，故能散结血。乳香、没药亦树脂，象人血，又香散，故行血。蒲黄生于水中，其花黄色而香，是属气分，不属血分也。其能止血者，盖以气行则血行。火交于水而化气，气著于物还为水，气行于血中而包乎血外，故行血赖于行气，而行气即是行水。白茅根利水行气，故能行血也。凡

吐血必咳痰，痰为气分，盖必气逆水升，然后引出其血
也。故用川贝、杏仁降气行痰，气降则血降矣。气滞血
瘀，寒热身疼，女子经闭不通，亦当行血中之气，香附、
灵脂、元胡、郁金、川芎、乳香、降香为主。胎血下漏必
先漏水，以其水气先行而后血行，气即水也。宜升麻参芪
以升补之，苎麻根以滋之。苎根汁本白，而能转红色，故
生血，是水交于火化血之义也。藕节亦然，藕生于水，而
上发花，花秉火色，是水上交于火之象。藕汁能转红色，
又是火化为血之象。藕汁之气化与人血之气化相同，所以
清火而化瘀血。盖清火之药，是水交于火也，故能止血，
芩连是矣。补火之药是火能化水也，故能行血，姜艾
是矣。

问曰：发名血余，今拔其发根下微有白水，而无血
何也？

答曰：此理最微，知发之生化，即知血之原委矣。人
身之血，由后天饮食之汁入心化赤，循冲任下入胞宫，与
先天肾水相交，于是化而为精。由肾系入背脊循行而上入
脑，遂化为髓以生骨。故人死皮肉化而骨不腐，盖皮肉或
单秉气而生，则遇阳则化，或单秉血而生，则遇阴即化。
惟骨由精髓而生，兼秉气血之全，故不腐化，所以补骨必

补髓，而补髓又在补精。鹿茸为气血之最强，通肾脉，故
补精髓以强骨。地黄、黄芪气血双补，皆能化精以补髓
也。牛骨髓、猪脊髓皆是以髓补髓。夫补髓先补精，精为
气血所化。肾气丸、菟丝子等药皆气血双补，能化精者
也，精化为髓。而脑髓中有寒则用附子、细辛从督脉上脑
以治之，由气分而入脑也。脑髓中有风有热，则用羚羊、
犀角、吴萸、薄荷、荆芥、天麻、黄柏、青蒿、苍耳子以
治之。从厥阴肝脉由血分而上脑，此则脑髓之治法。吾子
虽以治之，未问及，然髓是气血合化者，今与子论血合气
之理，故并论之。髓中藏精，主记事，心神上合于髓精，
乃能知识用事。故髓气不清，则神亦乱，癫狂其多病此。
髓不足，则知识不强，治法可以上引经之药，以类求之
矣。夫骨秉气血二者，故不腐化。毛发亦入土不腐化。盖
血生于后天，属任脉，下交胞宫，合气化精则生髓。若夫
气则生于先天肾中者也。气生于先天，属肾脉，下交胞
宫，合血变精，达于冲任二脉，化而上行，循经脉则绕唇
而生须，充皮毛，则生周身之毛，随太阳经上头则生头
发，应肝之部位则生腋下前后阴之毛。人之面部额上属
肺，目属肝，眉居目上正当肝肺交界处，肝主血肺主气，
血气相交是以生眉毛。总见毛发者，血随气化之物也，故
发名血余，以其秉血而生也。拔其发根下止有白水，水者

气也，是气化其血之验也。然则毛发亦秉气血之全，故不腐化。制发为药可以补血，以其为血之余也。又能利下水，以其为气所化也。《本经》言仍"自还神化"，此四字无人能解。不知神者心所司，谓发之性能还于心为神，复能化血以下交于水，相为循环也。草木亦然，阳木遇阴则化，阴木遇阳则化。惟棕象人之毛发，亦入土不腐化。盖草木亦有气血，秉天者为气，秉地者为血。棕象毛发，而秉草木气血之全，阴阳合化之所生，故不腐化。且棕之性与发略同，功能利水又有止血，此可知血气相合之理矣。其他治血化气之药，皆可从此类推。

问曰：人参、黄芪之补气，卷首已明言矣，而茯苓亦云化气，何也？

答曰：气者水中之阳，人饮水得肾阳化之，则水质下行，而气上升。茯苓秉土之精，而味淡利水，水行则气升。且下有茯苓，上有威喜芝，乃茯苓苗，在松巅上与茯苓悬绝，而茯苓虽在土中，其气自能贯之。茯苓之气，所以能上升也，所以性能化气者此也。然滋生元气不如人参，扶达元气不如黄芪也。

问曰：经云壮火食气，少火生气，此又何说？

　　答曰：气者水所化，而复还为水，上出口鼻为津，外出皮毛为汗，下出二便为液。设火太甚伤其津液，则失其冲和，则气虚而喘，五味、麦冬以润之。气泄而盗汗，生地、丹皮、浮麦、地骨皮、龙骨以清敛之。气滞便涩，肉苁蓉、当归、火麻仁、杏仁以滑之。且如肾阳有余，阴气不能蓄之，则喘咳虚痨之证作，非大滋其阴不可。故用熟地、龟板、元参等以水配火，不使壮火食气，斯气纳矣。凡人饮水入胃，渗入三焦膜中，而下入膀胱。命门之真火，所从胞室蒸动膀胱之水，而气于是乎出，此真火随气上行，其路道即在焦膜之中，遇水所过，火即蒸之，皆化为气，以充周身。故年少气盛者其小便少，水皆化而为气故也。此真火不寒不烈，故称少火，乃人身生气之源。观仲景八味丸独以肾气名之，盖有桂附，又有萸地，阴中之阳，诚为少火生气之方。桂枝化气亦是此理。故只温而不烈，色黑入肾，正能生气。桂附性烈，须济以阴药，然使其人本有阴寒，则又须桂附纯阳之品乃能化之也。又凡气上脱者则喘促，属阴虚宜滋阴以敛真火。气下脱者则汗泄，大小便不禁属阳虚，宜补火以收元气。然无论阴阳皆当利水，水化则气生，火交于水则气化。知乎此者，可以探造化之微。

问曰：伤风亦有痰，伤寒亦有痰，何以先生论痰归入内伤门哉？

答曰：痰由所饮之水不化而生，是在身内者也，故归入内伤门。

问曰：各书有云，半夏治逆痰，苡仁治流痰，生姜治寒痰，黄芩治热痰，南星治风痰，花粉治酒痰，名色之多，几于无病不有痰者，此何说也？

答曰：此说诚然。但论痰者，当详痰之原耳。盖痰即水也，水即气之所化也，无一病不关于气，故无一病而不有痰。气寒则为寒痰，清而不稠，古名为饮，今混称痰。乃火不化水，停而为饮者也，补火为主。干姜补脾火，是以土治水；附子补命门真火，是以火化水；茯苓利水，半夏降水，此皆为水饮正治之法。水停为积，先宜攻之，甘遂、大戟、芫花行水最速。下后则当补养，以大枣、白术、甘草培其土为主。酒者气化之水也。饮酒者每生热痰，盖酒属阳气，诸熏蒸津液而为痰。人之脏热者，多因酒生热痰也，皆宜知母、射干、硼砂、花粉以清利之。其脏寒者，水不化气而停饮，宜砂仁、白蔻、芫花、茯苓以温利之。饮酒亦有停为冷痰而作痛者，治法亦如是。下寒上热，下之水不化，则反上，而上之热又熏之，则凝痰。

此宜以桂、附、苓、半为主，略加芩、麦为辅也。痰结心膈之间，则非牛黄不能透达。瓜蒌仁以润降痰，川贝母色白气平，形尖而利，故降肺以去痰。南星辛散能散风，故去风痰。然风有寒热二证，故豨莶草味苦根降，亦云治风痰是治热以去痰，与南星正相对待。礞石坠降，必用火硝煅过其性始发，乃能降痰，性烈而速，燥降之品也。化红皮树生青礞石山上，大得礞石之气，且苦辛散降，功甚陈皮。凡行气之药皆能行痰。总见痰是气不化之所生，药味尚多，未能枚举。

问曰：郁之为病，丹溪分为六郁，何也？

答曰：此本《内经》，非丹溪所分也。然内结之郁是赅六气合气血论。丹溪之郁既列于六气之外，则当单就血分论，取其与痰相对也。痰是气不化，郁是血不和，盖血和则肝气舒畅而不忧抑。逍遥散为治郁良方，能和血以达肝气也。归脾汤治女子不得隐曲，用远志、木香以行气，又用当归、龙眼以生血，是治心脾之血以开郁也。郁金子能解诸郁，实则行血。血凝则气不散，故散血即是散气。郁金逐血之力甚大，用盘盛牲血，以郁金末治之，其血即分开走四面，可见其逐血之力矣。观郁金之治郁，即知郁者气聚于血中也。癥瘕血痛，必用香附、荔核、槟榔、茴香、橘核，纯是入血分以散气。莪术尤能破血中之气，故积聚通用之。若三棱色白入气分，则破积之用不如莪术。凡积皆是血中气滞，故行气用沉香、槟榔，而行血兼用当归、川芎。血结则为寒，肉桂、艾叶以温之。气结则为火，黄连、黄芩以清之。故破积古方多是寒热互用，以两行其血气也，血不滞则气不郁矣。或偏于寒，或偏于热，或偏血分，或偏气分，又在医者审处焉。

问曰：《神农本经》药分上中下三品，共三百六十种，以应周天之数，历代增入，至《纲目》千有余种，《本草从新》又有增益。此卷所论或遗《本经》之药，或取方外之谈，或及西法，或采新药，不拘一例，得毋混淆。

答曰：此为辨药之真性起见。凡显然易明，确切不移，精妙无比者，一一论定，使人知此理则真知此药，并可以周知别药，引而伸之，触类而长之。古今本草已言之义，既赅举而无遗。且兼西人格致之学，以解《灵》、《素》不传之秘，而西药之得失，亦可与此以订证焉。虽此卷非本草专书，而本草之精义，皆具于此矣。

　　问曰：本草如《纲目》、《求真》、《钩元》、《集解》、《百种》、《三注》等书，世所尚矣，先生论药谓各书皆未尽善，然而各书可废乎？

　　答曰：不然，各有优劣，但当弃短取长，毋得一切废默。徐氏《本草百种》尤精密，然如人参、黄芪亦乏精义，但其书大纯小疵，未可执此而斥其纰缪也。《三注》亦切实，然尚未到化境。《纲目》泛而无当，然考药之形象，与所产之地亦足取焉。《求真》、《钩元》等书敷衍旧说，可探无多。鄙意自谓此卷论药性极真，举此义以较论各书，则弃取从心，自不迷眩，非欲废各书而独行己说也。愿天下操术留心者共订证焉。

　　人身小天地，气血分阴阳。内外失调摄，偏胜则为殃。

　　轩岐大圣人，悯民恒如伤。坐朝论治理，剖悉及毫芒。

　　五行兼六气，肺腑暨肝肠。寿世而寿民，道如日月光。

　　神农鞭草木，三百味亲尝。拈药治诸病，真能起膏肓。

　　后世增多品，苦口示居良。长沙太守起，谨遵汤液方。

　　上采轩黄奥，入室升其堂。以下名贤辈，纷纷逮汉唐。

　　言多而道晦，聚讼各称强。千虑或一得，米粟杂秕糠。

　　天彭容川子，报国以文章。杏苑探花手，余技及长桑。

　　读书破万卷，灵素熟胸藏。著认满其家，高希仲景张。

新成药问答，阐发更精详。包罗天地气，名言至理长。

读之开茅塞，可登斯民康。映雪高声诵，字字发奇香。

读药性问答谨书卷后即请容川仁兄大法家大人两政乡愚弟席时熙

首拜题时癸巳十二月二十五日也